高 等 职 业 教 育 教 材

妇产科儿科护理问题与能力进阶

杨晓婷　熊欢欢　何振华　主编

*Obstetrics，Gynecology and Pediatric
Nursing Issues
and Ability Advancement*

化学工业出版社

·北　京·

内容简介

本书为校企合作教材建设项目成果及"3+2"学生高职阶段妇产科儿科护理教材。内容包括三个模块，分别是社区常见妇儿问题的监测及指导、临床常见妇儿问题的护理、常见妇儿危重问题的救护。三个模块细分为 16 个任务，以临床实际案例导入课程，引导学生应用前期所学基础知识解决临床实际问题，着重培养学生临床护理思维和应对、操作能力，帮助学生尽早进入护士角色，提高岗位胜任力。

本书可供高职阶段妇产科儿科护理专业师生教学使用，也可供相关专业从业人员参考阅读。

图书在版编目（CIP）数据

妇产科儿科护理问题与能力进阶 / 杨晓婷，熊欢欢，何振华主编. -- 北京：化学工业出版社，2025. 5.
（高等职业教育教材）. -- ISBN 978-7-122-47659-3

Ⅰ. R473.71；R473.72

中国国家版本馆 CIP 数据核字第 20253N4833 号

责任编辑：满孝涵　　　　　　　文字编辑：马学瑞
责任校对：宋　玮　　　　　　　装帧设计：史利平

出版发行：化学工业出版社
　　　　　（北京市东城区青年湖南街 13 号　邮政编码 100011）
印　　装：中煤（北京）印务有限公司
787mm×1092mm　1/16　印张 9¼　字数 176 千字
2025 年 7 月北京第 1 版第 1 次印刷

购书咨询：010-64518888　　　　　售后服务：010-64518899
网　　址：http://www.cip.com.cn
凡购买本书，如有缺损质量问题，本社销售中心负责调换。

定　　价：59.00 元　　　　　　　版权所有　违者必究

编写人员名单

主　编　杨晓婷　熊欢欢　何振华

副主编　李妮娜　李昀宸　陈桂芳

编　者（按姓氏汉语拼音排序）

陈桂芳　衢州市中医医院
何振华　绍兴文理学院元培学院
李妮娜　衢州职业技术学院
李昀宸　中南大学湘雅二医院
梁　夏　衢州职业技术学院
刘惠仙　衢州市人民医院
娄雅晴　衢州职业技术学院
毛英莹　衢州职业技术学院
任娄涯　绍兴文理学院元培学院
吴建芬　衢州职业技术学院
熊欢欢　豫北医学院
杨晓婷　衢州职业技术学院
张海滨　衢州市柯城区妇幼保健院
郑春风　衢州市妇幼保健院

前言

五年一贯制护理高等职业教育是国家教育部批准的一种高职护理人才培养模式，招收的初中毕业生在进入高职院校之前已经完成了基础护理知识和基础护理技术的学习，并完成了临床实习，大部分学生通过了护士执业资格考试，初步具备了从事护理工作的能力。

传统的五年一贯制护理高等职业教育在高职阶段的教学存在教学内容重复，学生学习积极性不高，学习效率低等问题。本教材由院校专任教师和临床护理老师共同讨论编写，紧密围绕五年一贯制护理高等职业教育的培养目标，结合当前护理行业的发展趋势和实际需求，着力于提高学生学习积极性和学习效率，培养临床思维能力，提高学生护理知识的实际应用能力，提高岗位胜任力。

教材选取妇产科、儿科常见问题或疾病，设置典型临床工作场景，引导学生在实际工作场景中学会观察、发现问题并培养学生主动解决问题的能力。教材包括社区常见妇儿问题的监测及指导、临床常见妇儿问题的护理、常见妇儿危重问题的救护三大学习模块，学习任务涵盖了白带异常、计划生育、母乳喂养、儿童营养素缺乏、腹部疼痛、腹部包块等多个临床常见妇儿护理问题，每个任务设置了入院评估、住院期间的观察与护理以及出院健康宣教等工作场景，重点培养学生临床护理思维能力。本教材还增加了知识链接，帮助学生了解临床护理新进展。

本教材的编者包括具有丰富护理教学经验的专任教师及临床一线的资深护理人员，同时得到了行业专家的精心指导与大力支持。衷心希望本教材能够成为五年一贯制护理高等职业教育学生的良师益友，助力他们在护理事业的道路上不断前行。同时，也期待读者在使用过程中提出宝贵的意见和建议，以便不断完善和更新教材内容，为护理教育事业的发展贡献绵薄之力。

编者
2025 年 2 月

目录

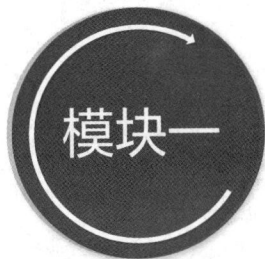

社区常见妇儿问题的监测及指导

项目一　白带异常的护理及随访指导

任务　常见阴道炎症的护理

【任务目标】

1. **知识与技能目标**　能对阴道炎症患者进行疾病护理及健康指导，能识别阴道炎症疾病发展变化，规范开展妇科检查与处理。

2. **情感态度与价值观目标**　通过引入案例、视频讲解，形成关爱女性的观念，具备爱心、细心和责任心。

【知识概要】

见思维导图1。

情境一

【临床案例】

患者王女士，38岁，已婚，患2型糖尿病两年。近6天出现阴道分泌物增多、外阴瘙痒伴性交痛，故来我院妇科门诊就诊。查体可见外阴局部有搔抓痕伴少量皮屑，外阴黏膜充血并且有皲裂，阴道内分泌物呈白色豆渣样，擦除后露出红肿黏膜面。

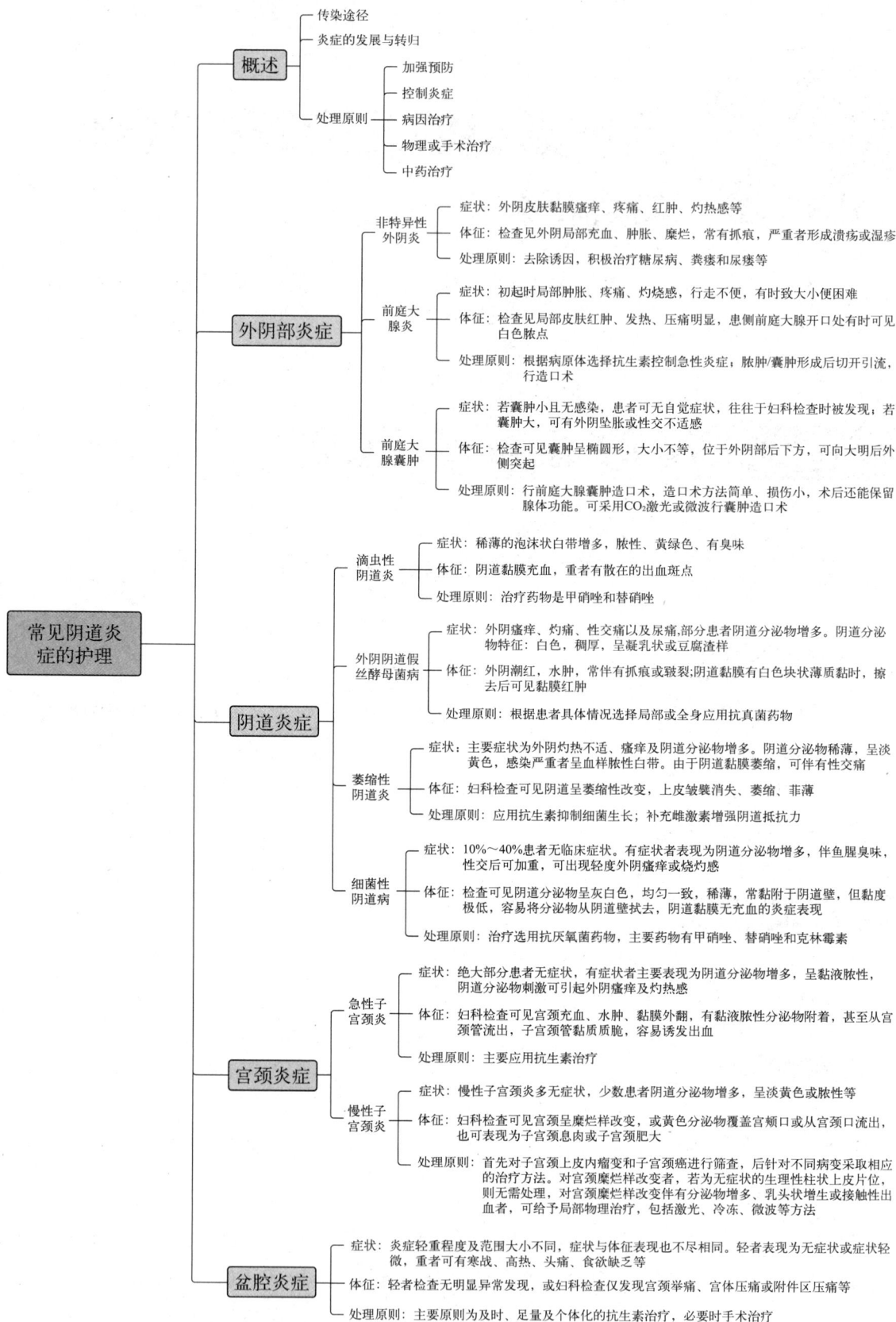

- **概述**
  - 传染途径
  - 炎症的发展与转归
  - 处理原则
    - 加强预防
    - 控制炎症
    - 病因治疗
    - 物理或手术治疗
    - 中药治疗

- **外阴部炎症**
  - 非特异性外阴炎
    - 症状：外阴皮肤黏膜瘙痒、疼痛、红肿、灼热感等
    - 体征：检查见外阴局部充血、肿胀、糜烂，常有抓痕，严重者形成溃疡或湿疹
    - 处理原则：去除诱因，积极治疗糖尿病、粪瘘和尿瘘等
  - 前庭大腺炎
    - 症状：初起时局部肿胀、疼痛、灼烧感，行走不便，有时致大小便困难
    - 体征：检查见局部皮肤红肿、发热、压痛明显，患侧前庭大腺开口处有时可见白色脓点
    - 处理原则：根据病原体选择抗生素控制急性炎症；脓肿/囊肿形成后切开引流，行造口术
  - 前庭大腺囊肿
    - 症状：若囊肿小且无感染，患者可无自觉症状，往往于妇科检查时被发现；若囊肿大，可有外阴坠胀或性交不适感
    - 体征：检查可见囊肿呈椭圆形，大小不等，位于外阴部后下方，可向大阴后外侧突起
    - 处理原则：行前庭大腺囊肿造口术，造口术方法简单、损伤小，术后还能保留腺体功能。可采用CO_2激光或微波行囊肿造口术

- **常见阴道炎症的护理** — **阴道炎症**
  - 滴虫性阴道炎
    - 症状：稀薄的泡沫状白带增多，脓性、黄绿色、有臭味
    - 体征：阴道黏膜充血，重者有散在的出血斑点
    - 处理原则：治疗药物是甲硝唑和替硝唑
  - 外阴阴道假丝酵母菌病
    - 症状：外阴瘙痒、灼痛、性交痛以及尿痛，部分患者阴道分泌物增多。阴道分泌物特征：白色，稠厚，呈凝乳状或豆腐渣样
    - 体征：外阴潮红，水肿，常伴有抓痕或皲裂；阴道黏膜有白色块状薄质黏时，擦去后可见黏膜红肿
    - 处理原则：根据患者具体情况选择局部或全身应用抗真菌药物
  - 萎缩性阴道炎
    - 症状：主要症状为外阴灼热不适、瘙痒及阴道分泌物增多。阴道分泌物稀薄，呈淡黄色，感染严重者呈血样脓性白带。由于阴道黏膜萎缩，可伴有性交痛
    - 体征：妇科检查可见阴道呈萎缩性改变，上皮皱襞消失、萎缩、菲薄
    - 处理原则：应用抗生素抑制细菌生长；补充雌激素增强阴道抵抗力
  - 细菌性阴道病
    - 症状：10%～40%患者无临床症状。有症状者表现为阴道分泌物增多，伴鱼腥臭味，性交后可加重，可出现轻度外阴瘙痒或烧灼感
    - 体征：检查可见阴道分泌物呈灰白色，均匀一致，稀薄，常黏附于阴道壁，但黏度极低，容易将分泌物从阴道壁拭去，阴道黏膜无充血的炎症表现
    - 处理原则：治疗选用抗厌氧菌药物，主要药物有甲硝唑、替硝唑和克林霉素

- **宫颈炎症**
  - 急性子宫颈炎
    - 症状：绝大部分患者无症状，有症状者主要表现为阴道分泌物增多，呈黏液脓性，阴道分泌物刺激可引起外阴瘙痒及灼热感
    - 体征：妇科检查可见宫颈充血、水肿、黏膜外翻，有黏液脓性分泌物附着，甚至从宫颈管流出，子宫颈管黏质脆，容易诱发出血
    - 处理原则：主要应用抗生素治疗
  - 慢性子宫颈炎
    - 症状：慢性子宫颈炎多无症状，少数患者阴道分泌物增多，呈淡黄色或脓性等
    - 体征：妇科检查可见宫颈呈糜烂样改变，或黄色分泌物覆盖宫颈口或从宫颈口流出，也可表现为子宫颈息肉或子宫颈肥大
    - 处理原则：首先对子宫颈上皮内瘤变和子宫颈癌进行筛查，后针对不同病变采取相应的治疗方法。对宫颈糜烂样改变者，若为无症状的生理性柱状上皮片状，则无需处理，对宫颈糜烂样改变伴有分泌物增多、乳头状增生或接触性出血者，可给予局部物理治疗，包括激光、冷冻、微波等方法

- **盆腔炎症**
  - 症状：炎症轻重程度及范围大小不同，症状与体征表现也不尽相同。轻者表现为无症状或症状轻微，重者可有寒战、高热、头痛、食欲缺乏等
  - 体征：轻者检查无明显异常发现，或妇科检查仅发现宫颈举痛、宫体压痛或附件区压痛等
  - 处理原则：主要原则为及时、足量及个体化的抗生素治疗，必要时手术治疗

【学习任务】

1. 请列出该患者最可能的临床诊断及相应的临床表现。
2. 该病常见的诱因有哪些？
3. 请列出该病的传播途径。

【思维引导】

外阴阴道假丝酵母菌病（VVC）由假丝酵母菌引起，最常见的病原体为白假丝酵母菌。主要症状为外阴瘙痒、灼痛、性交痛及尿痛，部分患者阴道分泌物白色稠厚，呈凝乳状或豆腐渣样。妇科检查可见外阴皮肤红斑、水肿，伴抓痕，故初步判断为外阴阴道假丝酵母菌病。

白假丝酵母菌为条件致病菌，当阴道内糖原增多、酸度增加、局部免疫力下降时，最适合假丝酵母菌繁殖。

内源性感染为主要传播途径，其次可通过性交传染，少数患者通过接触被污染的物品间接传染。

【任务实施】

一、临床表现

1. 症状　主要症状为外阴瘙痒、灼痛、性交痛及尿痛，部分患者阴道分泌物可增多。阴道分泌物由脱落上皮细胞和菌丝体、酵母菌和假丝菌组成，其特征为白色稠厚，呈凝乳状或豆腐渣样。

2. 体征　妇科检查可见外阴红斑、水肿，视诊可见患者外阴皮肤常伴抓痕，严重者可见皮肤皲裂、表皮脱落。阴道黏膜红肿，小阴唇内侧及阴道黏膜附有白色块状物，擦除后可露出红肿黏膜面，急性期可见到糜烂及浅表溃疡。

二、常见诱因

妊娠时机体免疫力降低，糖尿病、大量雌激素治疗、长期应用抗生素的患者，大剂量应用免疫抑制剂或免疫缺陷综合征患者易发此病，另外患有胃肠道假丝酵母菌病、穿紧身化纤内裤、肥胖者均可因局部湿度增加致使促进假丝酵母菌繁殖而发生阴道炎。

三、传播途径

1. 内源性感染　为主要传播途径，假丝酵母菌可寄生于阴道、胃肠道和口腔，条件适宜时可相互传染。

2. 性交传染　部分患者可通过性交传染。

3. 间接传染　少数患者通过接触被污染的衣物、毛巾等物品间接传染。

🔧 【知识链接】

孕期外阴阴道假丝酵母菌病的治疗原则

1. 积极去除病因。

2. 规范化使用抗真菌药，首次发作和就诊是规范化治疗的关键时期。

3. 性伴侣无需常规治疗。复发性外阴阴道假丝酵母菌病（RVVC）患者的性伴侣应同时检查，必要时给予治疗。

4. 不需要常规阴道冲洗。

5. 急性期应避免性生活或者使用安全套。

6. 同时治疗其他性传播疾病。

7. 强调个体化治疗。

8. 长期口服抗真菌药物要注意对肝肾功能的影响及其他不良反应。

📋 情境二

【临床案例】

取阴道分泌物检查，结果显示患者为外阴阴道假丝酵母菌病。

【学习任务】

1. 请列出相应的处理原则。
2. 请列出相应的护理要点。

【思维引导】

积极消除诱因，治疗糖尿病，因为糖尿病可导致外阴阴道假丝酵母菌，糖尿病患者尤其是血糖控制不佳的妇女，体内正常寄生的假丝酵母菌容易大量繁殖，很容易引起难治性真菌性阴道炎，往往在控制好血糖后常规抗真菌药物才能有效发挥作用。询问患者的用药史，若长期使用广谱抗生素、雌激素及皮质类固醇激素需及时停用。

治疗以局部短程抗真菌药物为主，可局部用药或口服药物治疗。若未治愈需再次复诊，若性伴侣有症状应同时治疗。因此病容易复发，故需遵医嘱按时用药，指导患者勤换内裤，用过的内裤、盆及毛巾均应用开水烫洗，避免交叉感染。

【任务实施】

一、处理原则

1. 消除诱因　积极治疗糖尿病，若长期使用广谱抗生素、雌激素及皮质类固醇激素需及时停用。

2. 抗真菌治疗　局部短程抗真菌药物为主。

二、护理要点

1. 治疗护理　向患者说明用药目的和方法，取得配合，嘱患者按医嘱完成正规疗程。根据患者的具体情况，选择不同的用药途径。

(1) 局部用药指导：阴道用药时为保证药物局部作用时间，宜在晚上睡前放置。用药前应洗手、戴手套，用示指将药沿阴道后壁推至阴道深部，用 2%～4% 碳酸氢钠溶液坐浴或冲洗阴道后用药可提升用药效果，咪唑类药物疗效优于制霉菌素。可选用下列药物放于阴道内：①咪康唑栓剂，每晚 1 粒（200mg），连用 7 日；或每晚 1 粒（400mg），连用 3 日；或 1 粒（1200mg），单次用药。②克霉唑栓剂，每晚 1 粒（150mg），塞进阴道深部，连用 7 日；或每日早、晚各 1 粒（150mg），连用 3 日；或 1 粒（500mg），单次用药。③制霉菌素栓剂，每晚 1 粒（100000U），连用 10～14 日。

(2) 全身用药指导：不能耐受局部用药者，未婚妇女及不愿采用局部用药者，可选用口服药物。单纯性 VVC 患者也可全身用药，全身用药与局部用药的疗效相似，治愈率 80%～90%。常用药物有氟康唑、伊曲康唑、酮康唑等。单纯性 VVC，氟康唑 150mg 顿服。

(3) 随访指导：若症状持续存在或诊断后 2 个月内复发，需再次复诊。

2. 性伴侣治疗　约 15% 男性与女性患者接触后患龟头炎，对有症状男性应进行假丝酵母菌检查及治疗，预防女性重复感染。

3. 健康指导　与患者讨论发病的因素及治疗原则，指导患者积极按治疗方案配合治疗；指导健康的卫生习惯，保持局部清洁；避免交叉感染。勤换内裤，用过的内裤、盆及毛巾均应用开水烫洗。

💡【知识链接】

孕期外阴阴道假丝酵母菌病的诊断预防

1. 在孕期前确保患者的真菌性阴道炎痊愈。在孕期前，患者需每月到医院行阴道分泌物检查，连续 3 个月，若三次检查结果均显示为阴性，则表示疾病痊愈。

2. 建议孕期女性每日清洗阴部，早晚各一次。正常情况下，只需要用温水（清水）清洗外阴；不要进行阴道灌洗（冲洗），避免对阴道自身酸碱平衡的破坏。

3. 孕妇要尽量减少辛辣、甜腻食物的摄入。

4. 合理使用抗生素和激素类药物。

📖 【学以致用】

门诊患者张女士，32岁，因体检发现"宫颈糜烂样改变"前来就医。既往阴道分泌物较多，呈乳白色黏液状，无臭味。生育史 1-0-4-1，采用宫内节育器（IUD）避孕 5 年。妇科检查：宫颈充血，呈糜烂样改变明显，宫颈表面有黏液脓性分泌物附着。

请结合上述病例思考：

1. 列出患者目前最可能的医疗诊断。

2. 患者拟行物理治疗，向护士询问物理治疗手术的注意事项，请问护士应该如何解释？

扫一扫 获取答案

项目二 优生优育指导

任务 计划生育妇女的护理

【任务目标】

1. 知识与技能目标 能描述常用避孕方法及其副作用、并发症和护理要点；能说出避孕失败补救措施及其护理要点；能够根据妇女自身状况和需求，帮助其选择合适的避孕方法；能运用所学知识对实施计划生育措施妇女进行护理。

2. 情感态度与价值观目标 关心、体贴选择避孕、终止妊娠、绝育的妇女，树立正确的生育观；具有保护妇女隐私的意识，具备职业道德。

【知识概要】

见思维导图 2。

情境一

【临床案例】

姜女士，26 岁，已婚，因停经 48 天来院就诊。尿妊娠试验阳性，B 超显示宫腔内探及妊娠囊。该女士平素月经规律，未曾生育，无流产史。既往体健，无生殖器官炎症，无血栓性疾病。目前无生育计划，平时采用安全期避孕，此次属于意外妊娠，曾误服多种药物，自愿要求终止妊娠。体格检查：T 36.5℃，BP 105/70mmHg，HR 80 次/分，R 19 次/分，无异常发现。

【学习任务】

1. 请为姜女士选择合适的终止妊娠的方法。
2. 请提出目前存在的护理诊断，制定相应的护理措施。

【思维引导】

1. 病情分析 姜女士停经 48 天，B 超显示宫腔内探及妊娠囊，可明确诊断为早期

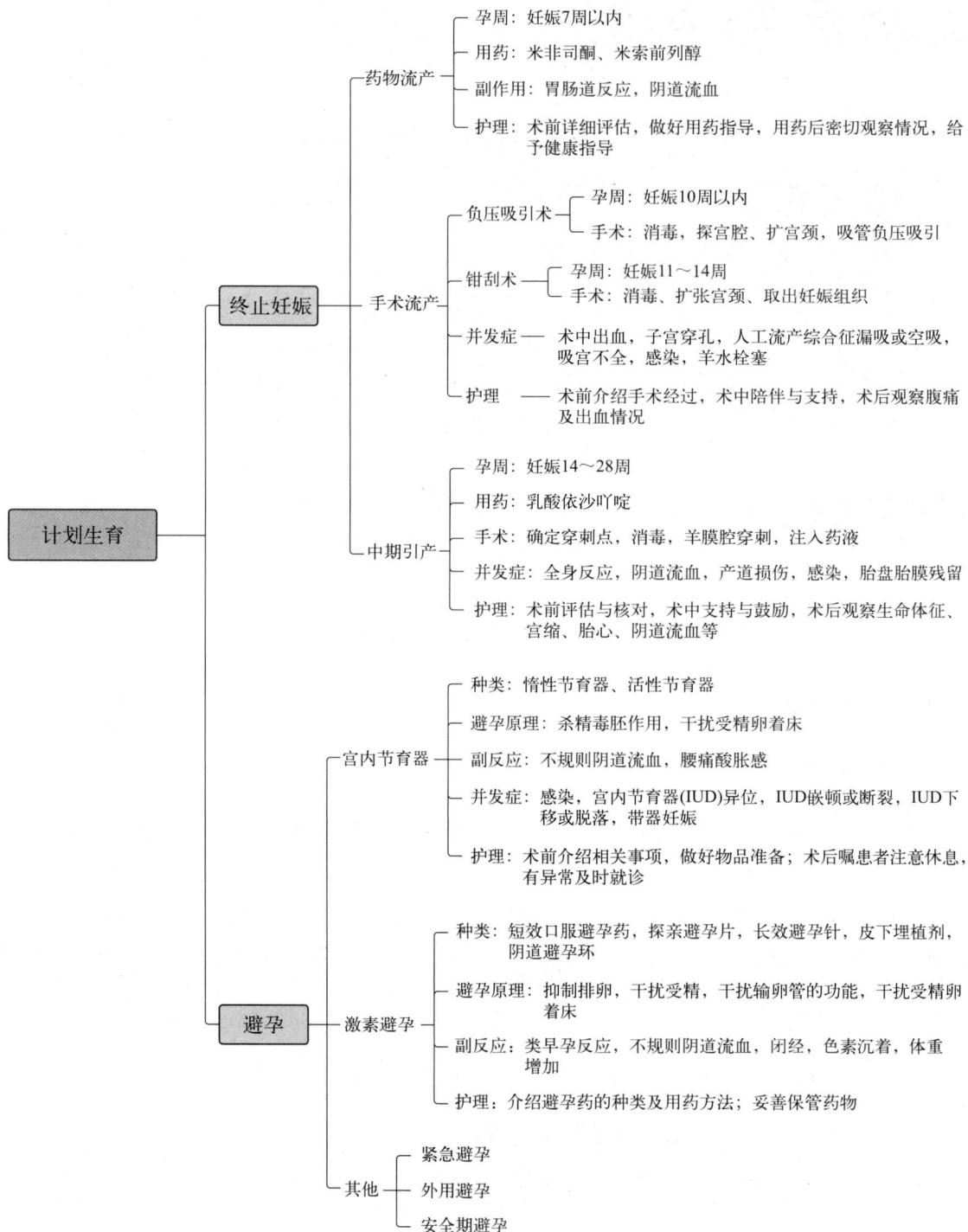

计划生育
├─ 终止妊娠
│ ├─ 药物流产
│ │ ├─ 孕周：妊娠7周以内
│ │ ├─ 用药：米非司酮、米索前列醇
│ │ ├─ 副作用：胃肠道反应，阴道流血
│ │ └─ 护理：术前详细评估，做好用药指导，用药后密切观察情况，给予健康指导
│ ├─ 手术流产
│ │ ├─ 负压吸引术
│ │ │ ├─ 孕周：妊娠10周以内
│ │ │ └─ 手术：消毒，探宫腔、扩宫颈，吸管负压吸引
│ │ ├─ 钳刮术
│ │ │ ├─ 孕周：妊娠11～14周
│ │ │ └─ 手术：消毒、扩张宫颈、取出妊娠组织
│ │ ├─ 并发症：术中出血，子宫穿孔，人工流产综合征漏吸或空吸，吸宫不全，感染，羊水栓塞
│ │ └─ 护理：术前介绍手术经过，术中陪伴与支持，术后观察腹痛及出血情况
│ └─ 中期引产
│   ├─ 孕周：妊娠14～28周
│   ├─ 用药：乳酸依沙吖啶
│   ├─ 手术：确定穿刺点，消毒，羊膜腔穿刺，注入药液
│   ├─ 并发症：全身反应，阴道流血，产道损伤，感染，胎盘胎膜残留
│   └─ 护理：术前评估与核对，术中支持与鼓励，术后观察生命体征、宫缩、胎心、阴道流血等
└─ 避孕
   ├─ 宫内节育器
   │ ├─ 种类：惰性节育器、活性节育器
   │ ├─ 避孕原理：杀精毒胚作用，干扰受精卵着床
   │ ├─ 副反应：不规则阴道流血，腰痛酸胀感
   │ ├─ 并发症：感染，宫内节育器(IUD)异位，IUD嵌顿或断裂，IUD下移或脱落，带器妊娠
   │ └─ 护理：术前介绍相关事项，做好物品准备；术后嘱患者注意休息，有异常及时就诊
   ├─ 激素避孕
   │ ├─ 种类：短效口服避孕药，探亲避孕片，长效避孕针，皮下埋植剂，阴道避孕环
   │ ├─ 避孕原理：抑制排卵，干扰受精，干扰输卵管的功能，干扰受精卵着床
   │ ├─ 副反应：类早孕反应，不规则阴道流血，闭经，色素沉着，体重增加
   │ └─ 护理：介绍避孕药的种类及用药方法；妥善保管药物
   └─ 其他
      ├─ 紧急避孕
      ├─ 外用避孕
      └─ 安全期避孕

思维导图 2

妊娠。现姜女士由于服用多种药物而要求终止妊娠。终止妊娠的方法有多种，包括药物流产、手术流产及中期引产。药物流产适用于正常宫内妊娠 7 周以内的情况，负压吸引术适用于妊娠 10 周以内，钳刮术适用于妊娠 11～14 周，中期引产适用于妊娠 13～28 周，姜女士目前停经 48 天，适宜的终止妊娠方法是药物流产和负压吸引术，应结合产妇身体状况及个人意愿选择终止妊娠的方法，并提供相应的护理。

2. 护理分析　目前产妇可以采取的终止妊娠的方法有两种，护士应告知药物流产和手术流产的适应证与禁忌证，详细评估病史，结合产妇身体状况及意愿选择最合适的方法。药物流产时的常用药物有米非司酮配伍米索前列醇，护士应指导其用药方法、注意事项及不良反应，并及时关注药物流产失败或大出血的情况，及时进行处理。手术流产方法宜选用负压吸引术，护士应告知产妇手术流程、注意事项及并发症，并做好术中、术后的护理配合。

【任务实施】

一、终止妊娠的方法

（一）药物流产

1. 适应证与禁忌证

（1）适应证：①确诊为正常宫内妊娠 7 周以内，7 周以上应酌情考虑，必要时应住院流产；②本人自愿要求使用药物终止妊娠；③有手术流产高危因素者，如瘢痕子宫、哺乳期、多次人工流产、子宫发育异常或骨盆严重畸形等；④对手术流产有恐惧和焦虑心理者。

（2）禁忌证：①使用米非司酮的禁忌证，如有肾上腺及其他内分泌疾病、肝肾功能异常、妊娠期皮肤瘙痒史、血液病、血管栓塞等病史者；②使用前列腺素类药物的禁忌证，如心血管疾病、哮喘、青光眼、癫痫、结肠炎等；③带器妊娠、异位妊娠、妊娠剧吐、过敏体质，长期服用抗结核药、抗癫痫药、抗抑郁药、前列腺素抑制剂等。

2. 用药方法　米非司酮分顿服法和分服法。顿服法为用药第一天顿服米非司酮 200mg。分服法为米非司酮 150mg 分次口服，第一天晨服 50mg，8～12h 后再服 25mg，第二天早、晚各服 25mg，第三天上午 7 时再服 25mg。两种服药方法均在服药的第三天早上口服米索前列醇 0.6mg，分服法可于第三天服用米非司酮 1h 后服用米索前列醇。每次服药前后至少空腹 1h。

（二）手术流产

1. 负压吸引术

（1）适应证与禁忌证：适应证为妊娠 10 周以内自愿要求终止妊娠而无禁忌证者，患有严重疾病不宜继续妊娠者；禁忌证为生殖器官急性炎症，各种疾病的急性期或严重的全身性疾病，术前两次体温均在 37.5℃以上。

（2）术前准备：术前应详细询问病史，进行全面的体格检查；进行阴道分泌物常规、血常规及凝血功能等相关实验室检查；行血或尿人绒毛膜促性腺激素（hCG）测定、超声检查确诊早孕；测量体温、脉搏、血压；排空膀胱；加强沟通，帮助解除受术者思想顾虑。

（3）镇痛与麻醉：由于手术时间短，一般不需要麻醉，但为了减轻受术者疼痛，也可在麻醉下进行。常用的麻醉方法有静脉全身麻醉、宫颈旁神经阻滞麻醉、宫颈或宫腔表面麻醉。

（4）手术步骤：①消毒。术前排空膀胱，受术者取膀胱截石位，常规消毒外阴和阴道，铺无菌巾。行双合诊复查子宫位置、大小及附件等情况，用阴道窥器扩张阴道，消毒阴道及宫颈管；②探宫腔、扩宫颈。用宫颈钳夹持宫颈前唇，沿子宫曲度位置的方向，用探针探测宫腔方向及深度，根据宫腔大小选择吸管。以执笔式手法持宫颈扩张器顺探明的子宫方向扩张宫颈管，顶端超过宫颈管内口，自 4 号起逐步扩张至大于所用吸管半个号或 1 个号；③吸管负压吸引。将吸管连接到负压吸引器上，缓慢送入子宫底部，遇到阻力略向后退。按孕周及宫腔大小给予负压，一般控制在 $400\sim500\mathrm{mmHg}$，按顺时针方向吸宫腔 $1\sim2$ 圈。当感觉子宫壁粗糙时，提示组织已被吸净，此时将橡皮管折叠，取出吸管，再用小刮匙轻轻搔刮子宫底及两侧子宫角，检查宫腔是否吸净。必要时重新放入吸管，再次用低负压吸宫腔 1 圈。取下宫颈钳，用棉球拭净宫颈及阴道血迹。手术结束后将吸刮物过滤，测量血液及组织体积，仔细检查有无绒毛，若肉眼未发现绒毛需送病理检查。

2. 钳刮术

（1）适应证与禁忌证：适用于妊娠 $11\sim14$ 周者，适应证与禁忌证同负压吸引术。

（2）术前准备、镇痛与麻醉同负压吸引术。

（3）手术步骤：①消毒，同负压吸引术。②扩张宫颈，由于孕周较大，为保证钳刮术顺利进行，必须充分扩张宫颈管。术前 12h 可用橡皮导尿管插入宫颈管内，手术前取出；也可术前口服、肌注或阴道放置前列腺素制剂，使宫颈扩张、软化；术中用宫颈扩张器扩张宫颈管。③取出妊娠组织，用卵圆钳夹持妊娠组织，减少因胎儿较大、骨骼形成造成的损伤和出血。必要时用小刮匙轻刮宫腔一周。

（三）中期引产

（1）适应证：①妊娠 $14\sim28$ 周，患有严重疾病不宜继续妊娠者；②妊娠早期接触导致胎儿畸形因素，检查发现胚胎异常者。

（2）禁忌证：①患严重的心脏病、高血压及血液病等；②有急、慢性肝、肾疾病或肝、肾功能不全者；③各种疾病急性期，如急性传染病、生殖器官炎症；④剖宫产术或子宫肌瘤剔除术 2 年内，前置胎盘；⑤术前相隔 4 小时两次测量体温均超过 37.5℃。

（3）用药剂量：乳酸依沙吖啶安全用药量100mg/次。

（4）手术步骤：①体位。孕妇排空膀胱后取膀胱截石位。②穿刺点。在子宫底与耻骨联合中点、腹中线偏一侧1cm处或以胎儿肢体侧、囊性感最明显处作为穿刺点。必要时可在B超下定位。③消毒。以穿刺点为中心，常规消毒腹部皮肤，铺无菌巾。④羊膜腔穿刺。用20～21号腰椎穿刺针，经腹壁垂直刺入至羊膜腔。⑤注入药液。更换吸有乳酸依沙吖啶100mg的注射器，回抽有羊水后缓慢注入药物。注射完拔出穿刺针，覆盖无菌纱布，压迫数分钟后胶布固定。

二、护理诊断

1. 有感染的危险　与手术操作、出血有关。

2. 潜在并发症　子宫穿孔、人工流产综合征、吸宫不全。

3. 知识缺乏　缺乏人工流产相关知识。

三、护理措施

（一）药物流产的护理要点

1. 心理护理　关注妇女心理变化，主动与妇女进行交流，介绍药物流产相关知识，减轻其恐惧心理。

2. 评估与核对　用药前应详细评估停经时间、生育史、既往病史及药物过敏史，根据双合诊检查、hCG测定和B超检查诊断早期宫内妊娠，并进行血常规，出、凝血时间测定以及阴道分泌物常规等检查。严格核实妇女药物流产的适应证和禁忌证，签署知情同意书。

3. 用药指导　详细说明米非司酮、米索前列醇的使用剂量、次数、用药方法及可能出现的不良反应等，告知妇女严格遵医嘱用药，切记不可出现漏服、少服或者多服现象，不可提前或推迟服药。

4. 用药后观察　告知妇女服药后排出妊娠囊的大致时间，大多数妇女在服药6小时内会出现阴道少量流血，妊娠囊随之排出。个别妇女需要更长时间，需密切观察有无阴道流血、小腹下坠感、腹痛等症状。护士应协助妇女如厕，使用专用便器或一次性杯收集妊娠排出物，并协助医生根据排出物鉴定妊娠囊大小、是否完整。若药物流产失败或大量出血，应立即行清宫术终止妊娠。

5. 副作用及处理　①胃肠道反应：服药过程中部分妇女可出现恶心、呕吐或腹泻等胃肠道症状。症状轻者无须特殊处理，给予心理安慰。症状较重者，可按医嘱口服维生素或甲氧氯普胺，必要时给予补液治疗；②阴道流血：警惕出血时间长、出血多的情况，用药后应严密随访，疑为不全流产时应及时行刮宫术，应用抗生素预防感染。

6. 流产后指导　嘱妇女流产后注意休息，保持外阴清洁，1个月内禁止性生活和盆浴，预防感染。

(二）手术流产的护理要点

1. 手术护理

（1）术前准备：详细询问病史，协助医生严格核对手术适应证和禁忌证，受术者签署知情同意书。术前要介绍手术经过及注意事项，减轻患者顾虑。

（2）术中配合：术中陪伴受术者为其提供心理支持，指导其运用呼吸技巧减轻不适；配合医生检查吸出物，必要时送病理检查。

（3）术后观察：术后受术者应在观察室卧床休息 1h，注意观察腹痛及阴道流血情况；遵医嘱给予药物治疗。

2. 并发症及防治

（1）术中出血：妊娠月份较大、吸管过小时容易发生，妊娠物不能迅速排出而导致子宫收缩欠佳所致。可在宫颈扩张后注射缩宫素，并尽快取出妊娠产物。

（2）子宫穿孔：是手术流产的严重并发症。常见于术者操作技术不熟练、哺乳期子宫、瘢痕子宫等情况。疑有穿孔者应立即停止手术，给予缩宫素和抗生素，同时密切观察生命体征，有无腹痛、阴道流血及腹腔内出血征象。必要时行剖腹探查或腹腔镜检查，根据情况做相应处理。

（3）人工流产综合征：受术者在术中或术毕出现恶心呕吐、心动过缓、面色苍白、头昏、胸闷，严重者甚至出现血压下降、昏厥、抽搐等迷走神经兴奋症状，大多数可在术后逐渐恢复。出现症状时应立即停止手术，给予吸氧，严重者可静脉注射阿托品 0.5~1mg。术前重视心理安慰，术中动作轻柔，缓慢扩张宫颈管，吸宫时掌握适当负压，避免反复吸刮宫壁，均可降低人工流产综合征的发生率。

（4）漏吸或空吸：手术未吸出胚胎及绒毛而导致继续妊娠或胚胎停止发育，称为漏吸。常由于子宫畸形、位置异常或操作不熟练引起。一旦发现漏吸，应复查子宫位置、大小和形态，再次行负压吸引术。误诊宫内妊娠而行负压吸引术，称为空吸。术后吸刮出物肉眼观察未见绒毛时，要重复妊娠试验和超声检查，宫内未见妊娠囊，可诊断为空吸。诊断为空吸时必须将吸刮的组织全部送病理检查，警惕异位妊娠。

（5）吸宫不全：是指手术流产后宫腔内有部分妊娠产物残留，是人工流产术常见并发症，多见于术者技术不熟练、子宫位置异常的情况。术后阴道流血时间长、超过10天，血量过多或止血后再现大量流血，均应考虑为吸宫不全。若无明显感染征象，则应尽早行刮宫术，刮出物送病理检查，术后用抗生素预防感染。若同时伴有感染，应在控制感染后再行刮宫术。

（6）感染：多因吸宫不全、术后过早性交、术前消毒不严以及术中无菌观念不强引起。可发生急性子宫内膜炎、盆腔炎甚至败血症。受术者应半卧位休息，给予支持治疗，应用抗生素控制感染。若宫腔内有妊娠产物残留，应按感染性流产处理。

（7）羊水栓塞：少见，偶发于钳刮术，往往由于宫颈损伤、胎盘剥离使血窦开放，为羊水进入创造条件而并发羊水栓塞。妊娠早、中期时羊水中有形成分极少，其症状和严重性不如晚期妊娠发病凶猛。治疗包括抗过敏、抗休克等。

（8）远期并发症：有宫颈粘连、宫腔粘连、月经失调、慢性盆腔炎、继发性不孕等。

3. 健康指导 嘱受术者保持外阴清洁，禁止性生活及盆浴 1 个月，预防感染；吸宫术后休息 2 周，若出现腹痛及阴道流血增多等异常现象，随时就诊。

（三）中期引产的护理要点

1. 手术护理

（1）术前准备：评估受术者的身心状况，协助医生严格核对适应证和禁忌证。告知受术者手术经过及可能出现的情况，签署知情同意书。依沙吖啶引产者需行 B 超检查，定位胎盘及穿刺点，做好穿刺部位皮肤准备。指导受术者术前 3 天禁止性生活，术前每日消毒阴道 1 次。

（2）术中配合：为受术者提供安静舒适的环境，给予支持和鼓励。严密观察手术过程，识别有无呼吸困难、发绀等羊水栓塞症状，做好抢救准备。对引产者应无菌接生，预防感染。

（3）术后观察：术后注意监测受术者生命体征、宫缩、胎心与胎动及阴道流血、排尿等情况。产后仔细检查胎盘胎膜的完整性、有无软产道裂伤等。若孕周较大的产妇引产后出现泌乳，需指导其及时采取退奶措施。

2. 并发症及防治 ①全身反应。偶有在应用依沙吖啶后 24～48h 体温升高的情况，一般不超过 38℃，胎儿排出后体温很快下降。②阴道流血。约有 80% 的受术者有出血，但不超过 100mL。③产道损伤。少数受术者可有不同程度的软产道裂伤。④感染。发生率较低，术中应注意无菌操作，术后应用抗生素预防感染。⑤胎盘胎膜残留。为避免胎盘、胎膜残留，目前多主张胎盘排出后立即行清宫术。

3. 健康指导 引产后妇女应注意休息，加强营养。嘱受术者保持外阴清洁，禁止性生活及盆浴 6 周。若出院后出现发热、腹痛及阴道流血量多等异常情况，应随时就诊。

情境二

【临床案例】

通过与姜女士和家属进行沟通，决定在静脉麻醉下行负压吸引术，手术过程顺利，术后在观察室休息 1h，患者一般情况较好，未发生手术流产并发症。姜女士自述暂时无生育计划，以往姜女士夫妇采用安全期避孕，担心今后再次发生意外怀孕，向护士询问安全可靠的避孕方式。

【学习任务】

为姜女士选择安全可靠的避孕措施。

【思维引导】

姜女士，已婚，未生育，且暂无生育计划，为了避免再次意外妊娠，进行严格的避孕是非常必要的。目前常用的避孕方法有宫内节育器避孕、激素避孕、紧急避孕、外用避孕等。针对姜女士的情况，暂时不想要孩子，可以选用简单、短效的避孕方法。复方短效口服避孕药使用方便，避孕效果好，不影响性生活，列为首选。男用阴茎套也是较理想的避孕方法，性生活适应后可选用阴茎套。还可选用外用避孕栓、薄膜等。尚未生育者，宫内节育器不作为首选。不适宜用安全期、体外排精及服用长效避孕药的避孕方法。护士应指导姜女士及丈夫每种避孕方法的适应证与禁忌证、方法及注意事项，帮助其选择合适的避孕措施。

【任务实施】

一、避孕方法

（一）宫内节育器

宫内节育器（intrauterine device，IUD）避孕是将避孕器具放置于子宫腔内，通过局部组织对它的各种反应而达到避孕效果的一种安全、有效、简便、经济、可逆的避孕方法，是我国育龄妇女避孕的主要措施。

1. 种类　IUD 大致分为惰性、活性两大类。

（1）惰性 IUD（第一代 IUD）：由惰性材料如金属、硅胶、塑料或尼龙等制成。由于带器妊娠率和脱落率较高，已基本停止生产使用。

（2）活性 IUD（第二代 IUD）：内含活性物质，如铜离子、激素、药物或磁性物质等，可提高避孕效果，减少副反应。常用的有：①带铜 IUD。在宫内持续释放具有生物活性、有较强抗生育能力的铜离子。带铜 IUD 从形态上分为 T 形、V 形、宫形等，放置时间可达 10～15 年，伞形可放置 5～8 年。②药物缓释 IUD。将药物储存于节育器内，通过每日微量释放提高避孕效果，减少副反应。目前我国临床主要应用含孕激素 IUD 和含吲哚美辛 IUD。

2. 避孕原理

（1）杀精毒胚作用：IUD 引起宫腔内局部炎症反应，其释放的铜离子对精子有毒性作用，使精子不能获能。

（2）干扰受精卵着床：IUD 改变宫腔内生化环境，使受精卵行进速度与子宫内膜发育不同步，受精卵着床受阻；铜离子进入细胞，影响锌酶系统如碱性磷酸酶和碳酸酐酶，阻碍受精卵着床及胚胎发育；并影响糖原代谢、雌激素摄入及 DNA 合成，使内膜细胞代谢受到干扰，使受精卵着床及囊胚发育受到影响。

3. IUD 放置术

（1）适应证与禁忌证

适应证：凡生育期妇女无禁忌证、要求放置宫内节育器者。

禁忌证：①妊娠或可疑妊娠者；②生殖道急性炎症；③人工流产、分娩或剖宫产后，疑有组织物残留或感染者；④生殖器肿瘤；⑤生殖器官畸形如纵隔子宫、双子宫等；⑥宫颈内口过松、重度陈旧性宫颈裂伤或子宫脱垂；⑦严重全身性疾病；⑧宫腔＜5.5cm 或＞9.0cm 者；⑨近 3 个月内有月经失调、阴道不规则流血；⑩有铜过敏史者。

（2）放置时间：①月经干净后 3～7 天内且无性交者；②产后 42 天恶露已净，生殖器官恢复正常者；③人工流产后立即放置；④含孕激素 IUD 在月经第 4～7 天放置；⑤自然流产于月经复潮后放置，药物流产 2 次正常月经后放置；⑥哺乳期放置应先排除早孕；⑦性交后 5 天内放置为紧急避孕方法之一。

（3）放置方法：受术者排空膀胱后，取膀胱截石位，双合诊检查子宫位置、大小及附件。常规消毒外阴，铺无菌巾，充分暴露宫颈后消毒宫颈及宫颈管，以宫颈钳钳夹宫颈前唇，用子宫探针顺子宫位置探测宫腔深度，宫颈管较紧者用宫颈扩张器逐步扩张。用放环器将节育器推送入宫腔，宫内节育器上缘必须抵达子宫底部，带有尾丝的节育器在距宫颈外口 2cm 处剪断尾丝。观察无出血后即可取出宫颈钳和阴道窥器。

4. IUD 取出术

（1）适应证与禁忌证

适应证：①计划再生育者或无性生活不再需要避孕者；②放置期限已满需更换者；③绝经过渡期停经 1 年内；④拟改用其他避孕措施或绝育者；⑤有 IUD 副作用及并发症，经治疗无效者；⑥带器妊娠者。

禁忌证：有生殖器官急慢性炎症或严重的全身性疾病者。

（2）取器时间：①月经干净后 3～7 天为宜；②带器早期妊娠者行人工流产时取出；③带器异位妊娠者术前行诊断性刮宫时或术后出院前取出；④子宫不规则出血者随时可取。

（3）取器方法：受术者排空膀胱后取膀胱截石位；双合诊检查后，常规外阴、阴道消毒铺巾，充分暴露宫颈并消毒。有尾丝者，用血管钳夹住后轻轻牵拉取出。无尾丝者，先用子宫探针探查节育器位置后，用取环钩或长钳将节育器取出。如取器困难，可在超声下进行操作，必要时在宫腔镜下取出。

（二）激素避孕

激素避孕（hormone contraception）是指女性应用甾体激素达到避孕效果，是一种高效避孕方法。目前国内主要为人工合成的甾体激素避孕药，其成分是雌激素和孕激素。

1. 适应证与禁忌证

适应证：有避孕要求的健康育龄妇女。

禁忌证：①患有严重心血管疾病、血栓性疾病者，如高血压、冠心病、静脉栓塞等；②急、慢性肝炎或肾炎；③部分恶性肿瘤、癌前病变；④内分泌疾病，如糖尿病、甲状腺功能亢进症；⑤哺乳期妇女；⑥年龄大于 35 岁的吸烟妇女；⑦患有精神病者；⑧有严重偏头痛，反复发作者；⑨可疑妊娠者。

2. 避孕原理

（1）抑制排卵：避孕药中雌、孕激素通过负反馈抑制下丘脑释放促性腺激素释放素（GnRH），使垂体分泌的促卵泡激素（FSH）和黄体生成素（LH）减少；同时影响垂体对 GnRH 的反应，不出现排卵前 LH 高峰，排卵受到抑制。

（2）干扰受精：避孕药中孕激素使宫颈黏液量减少，黏稠度增加，拉丝度降低，不利于精子的穿透，阻碍受精。

（3）干扰输卵管的功能：输卵管上皮纤毛功能、肌肉节段运动和输卵管液体分泌均受到影响，改变受精卵在输卵管内的正常运动，干扰受精卵着床。

（4）干扰受精卵着床：避孕药抑制子宫内膜增殖变化，使子宫内膜与胚胎发育不同步，不利于受精卵着床。

3. 甾体激素避孕药种类　甾体激素避孕药根据药物作用时间分为短效、长效、速效和缓释类，目前常用的激素避孕药种类见表 1-1。

表 1-1　常用的女用甾体激素避孕药种类

类别	名称	雌激素含量/mg	孕激素含量/mg	剂型	给药途径
短效口服避孕药	复方炔诺酮片（避孕片 1 号）	炔雌醇 0.035	炔诺酮 0.6	22 片/板	口服
	复方甲地孕酮片（避孕片 2 号）	炔雌醇 0.035	甲地孕酮 1.0	22 片/板	口服
	复方避孕片（0 号）	炔雌醇 0.035	炔诺酮 0.3 甲地孕酮 0.5	22 片/板	口服
	复方去氧孕烯片	炔雌醇 0.03	去氧孕烯 0.15	21 片/板	口服
		炔雌醇 0.02	去氧孕烯 0.15	21 片/板	
	炔雌醇环丙孕酮片	炔雌醇 0.035	环丙孕酮 2.0	21 片/板	口服
	屈螺酮炔雌醇片	炔雌醇 0.03	屈螺酮 3.0	21 片/板	口服
	屈螺酮炔雌醇片 II	炔雌醇 0.02	屈螺酮 3.0	24＋4/板	口服
	左炔诺孕酮/炔雌醇			21 片/板	口服

续表

类别	名称	雌激素含量/mg	孕激素含量/mg	剂型	给药途径
短效口服避孕药	三相片 第一相（1~6片） 第二相（7~11片） 第三相（12~21片）	炔雌醇 0.03 炔雌醇 0.04 炔雌醇 0.03	左炔诺孕酮 0.05 左炔诺孕酮 0.075 左炔诺孕酮 0.0125		
探亲避孕片	炔诺酮探亲片	—	炔诺酮 5.0	片	口服
	甲地孕酮探亲避孕片1号	—	甲地孕酮 2.0	片	口服
	左炔诺孕酮探亲避孕片	—	左炔诺孕酮 3.0	片	口服
	53号避孕药	—	双炔失碳酯 7.5	片	口服
长效避孕针	醋酸甲羟孕酮避孕针	—	醋酸甲羟孕酮 150	针	肌内注射
	庚炔诺酮避孕针	—	庚炔诺酮 200	针	肌内注射
	复方庚炔诺酮（避孕1号针）	戊酸雌二醇 5.0	庚炔诺酮 50	针	肌内注射
皮下埋植剂	左炔诺孕酮硅胶棒Ⅰ型	—	左炔诺孕酮 36	6根	皮下埋植
	左炔诺孕酮硅胶棒Ⅱ型	—	左炔诺孕酮 75	2根	皮下埋植
	依托孕烯植入剂	—	依托孕烯 68	1根	皮下埋植
阴道避孕环	甲地孕酮硅胶环	—	甲地孕酮 200 或 250	只	阴道放置
	左炔诺孕酮阴道避孕环	—	左炔诺孕酮 5	只	阴道放置
	依托孕烯炔雌醇阴道环	炔雌醇 2.7	依托孕烯 11.7	只	阴道放置

（1）口服避孕药：主要包括复方短效口服避孕药和复方长效口服避孕药。

①复方短效口服避孕药：是雌、孕激素组成的复合制剂。雌激素成分主要为炔雌醇，孕激素成分各不相同，构成不同配方及制剂。随着激素避孕的发展，复方短效口服避孕药中的炔雌醇从35μg降低到20μg，孕激素结构更接近天然孕酮，使药物活性增加，提高避孕效果，降低副作用。

使用方法：a.单相片在整个周期中雌、孕激素剂量固定。复方炔诺酮片、复方甲地孕酮片，于月经第5天开始服用第1片，连服22天，停药7天后服用第2周期药物。复方去氧孕烯片、屈螺酮炔雌醇片和炔雌醇环丙孕酮片，于月经第1天服药，连服21天，停药7天后服用第2周期药物。屈螺酮炔雌醇片Ⅱ内含24片活性药片，4片不含药的空白片。月经第1天开始服药，先服活性药片，服完24片后服空白片。服完28天后无须停药接着服下一周期。若有漏服应及早补服，并警惕有无妊娠可能。若漏服2片，补服后要同时加用其他避孕措施。漏服3片则应停药，待出血后开始服用下一周期药物。b.三相片中每一相雌、孕激素含量，均根据妇女生理周期而制定不同剂量，药盒内的每一相药物颜色不同，每片药旁标有星期几，提醒服药者按箭头所示顺序服药。三相片的服用方法也是每日1片，连服21天。复方短效口服避孕药的主要作用为抑制排卵，正确使用避孕药的有效率接近100%。

②复方长效口服避孕药：由长效雌激素和人工合成孕激素配伍制成，服药1次可避

孕 1 个月，避孕有效率为 96%～98%。复方长效口服避孕药激素含量大，副作用较多，很少应用。

（2）探亲避孕药：适用于短期探亲夫妇，又称为速效避孕药。有抑制排卵、改变子宫内膜形态与功能、使宫颈黏液变稠等作用。由于探亲避孕药的剂量大，现很少使用。

（3）长效避孕针：适用于对口服避孕药有明显胃肠道反应者，有以下两种制剂。①雌、孕激素复合制剂，首次于月经周期第 5 天和第 12 天各肌内注射 1 支，第 2 个月起于每次月经周期第 10～12 天肌内注射 1 支。一般于注射后 12～16 日月经来潮。每月肌内注射一次，避孕 1 个月。由于剂量较大、副作用大，很少应用。②单孕激素制剂，醋酸甲羟孕酮避孕针，每隔 3 个月肌内注射 1 支，避孕效果好；庚炔诺酮避孕针，每隔 2 个月肌内注射 1 支。单纯孕激素制剂对乳汁的质和量影响小，较适用于哺乳期妇女避孕，有效率达 98%。

（4）缓释避孕药：以具备缓释性能的高分子化合物为载体，一次给药，在体内持续、恒定、缓慢释放甾体激素，以维持恒定的血药浓度，达到长效避孕效果。

① 皮下埋植剂：是缓释系统的避孕剂，内含孕激素，有效率 99% 以上。含左炔诺孕酮皮下埋植剂分为左炔诺孕酮硅胶棒 Ⅰ 型和 Ⅱ 型，Ⅰ 型含 6 根硅胶棒，每根硅胶棒含左炔诺孕酮 36mg，有效期 5～7 年；Ⅱ 型含 2 根硅胶棒，每根硅胶棒含左炔诺孕酮 75mg，有效期 3～5 年。近年生产的含依托孕烯单根埋植剂，内含依托孕烯 68mg，有效期 3 年，其放置简单，副作用小，有效率 99% 以上。

用法：月经来潮 7 天内均可放置，用套管针将硅胶棒埋入左上臂内侧皮下扇形插入，埋植 24h 后发挥避孕作用。主要副反应为不规则阴道流血或点滴出血，少数闭经，一般 3～6 个月后不良反应能够逐渐减轻或消失。若流血时间过长或不能耐受者，可给予雌激素治疗。

② 缓释阴道避孕环：以硅胶为载体，内含激素的阴道环，能持续、恒定、低量释放甲地孕酮，经阴道黏膜吸收而达到避孕作用。一次放入阴道可连续使用 1 年，月经期一般不必取出。其副作用与其他单孕激素制剂基本相同。

用法：月经干净后将避孕环放入阴道后穹窿或套在宫颈上，具有取放方便的优点。

③ 避孕贴片：由 3 块有效期为 7 日的贴剂构成，粘贴在皮肤上，每日释放一定剂量避孕药，通过皮肤吸收达到避孕目的。每周 1 贴，用药 3 周，停药 1 周。

（三）其他避孕

1. 紧急避孕　紧急避孕（emergency contraception）又称房事后避孕，是指在无保护性生活或避孕失败后的几小时或几日内，妇女为防止非意愿妊娠而采取的避孕方法，包括放置含铜宫内节育器和口服紧急避孕药。该方法只针对一次无防护性生活起保护作用，一个月经周期也只能用一次，不能代替常规避孕而作为常用避孕方法。护士应加强对育龄期妇女有关紧急避孕知识的宣传和指导工作。

（1）适应证：①避孕失败者，如阴茎套破裂或滑脱、体外排精失败、安全期计算错误、IUD 脱落或移位、漏服避孕药等；②性生活未采取任何避孕措施者；③遭到性暴力者。

（2）方法

①宫内节育器。含铜 IUD 在无保护性生活后 5 天（120h）之内放置，有效率 95% 以上，适合希望长期避孕且无禁忌证者。

②紧急避孕药。a. 雌、孕激素复方制剂。现有复方左炔诺孕酮片，含炔雌醇 30μg、左炔诺孕酮 150μg。在无保护性生活后 3 天（72h）内即服 4 片，12h 后再服 4 片。b. 单孕激素制剂。现有左炔诺孕酮片，含左炔诺孕酮 0.75mg。在无保护性生活后 3 天（72h）内即服 1 片，12h 后再服 1 片。c. 抗孕激素制剂。如米非司酮片，在无保护性生活后 120h 内服用 10mg 即可。

2. 外用避孕

（1）阴茎套：为男性避孕工具，作为屏障阻止精子进入阴道从而达到避孕的目的。阴茎套为筒状优质薄乳胶制品，顶端呈小囊状，射精时精液储留在小囊内，容量为 1.8mL，筒直径有 29mm、31mm、33mm、35mm 四种规格，应选择合适阴茎套型号。使用前应吹气检验其无漏孔，排去小囊内空气后可立即使用，排精后在阴茎尚未软缩时，应捏住套口随阴茎一并取出。事后必须检查阴茎套有无破裂，若有破裂或使用过程中发生阴茎套脱落，需采取紧急避孕措施。阴茎套还可防止性传播疾病，故应用广泛。

（2）阴道套：也称女用避孕套，由聚氨酯（或乳胶）制成长 15～17cm 的鞘状套。开口处连接直径为 7cm 的柔韧"外环"，套内有一直径 6.5cm 的游离"内环"，置于女性阴道中，阻止精子和卵子接触。女用避孕套既能避孕，又能预防性传播疾病和艾滋病。除生殖道急性炎症、阴道过紧、生殖道畸形、子宫Ⅱ度脱垂、对女用避孕套过敏外，均可使用。

（3）外用杀精剂：通过阴道给药，灭活精子而起到避孕作用。目前常用的有避孕栓剂、片剂、胶冻剂、凝胶剂及避孕薄膜等，以壬苯醇醚为主药，和惰性基质制成，具有快速高效杀精能力。片剂、栓剂和薄膜，于性交前 5～10min 置入阴道，待其溶解后即可性交。若置入 30min 尚未性交，必须再次放入。使用失误时，失败率在 20% 以上，不作为避孕首选方法。

3. 安全期避孕　又称自然避孕法，是根据妇女的自然生理规律，不用任何避孕药物或器具，在易受孕期进行禁欲而达到避孕目的的方法。多数育龄期妇女具有规律的月经周期，排卵多在下次月经来潮前 14 天左右，据此推算排卵前后 4～5 天内为易受孕期，其余时间不易受孕，为安全期。安全期避孕需要根据本人的月经周期，结合基础体温测量和宫颈黏液变化特点来推算排卵日期。需要注意的是排卵受情绪、健康状况、外界环境等多种因素的影响，此法并不十分可靠，失败率高达20%，不宜推广。

二、护理诊断

知识缺乏：缺乏避孕相关知识。

三、护理措施

（一）宫内节育器的护理要点

1. IUD 放置术

（1）术前准备：术前向受术者介绍 IUD 的避孕原理、放置术的过程，缓解紧张情绪，使其理解并主动配合。协助医生做好物品准备，包括阴道窥器 1 个，宫颈钳 1 把，子宫探针 1 个，卵圆钳 2 把，放环器 1 个，剪刀 1 把，弯盘 1 个，洞巾 1 块，无菌手套 1 副，纱布棉球若干，5%聚维酮碘溶液，节育器 1 个。选择合适型号的 IUD，T 形 IUD 按其横臂宽度（mm）分为 26 号、28 号、30 号 3 种，通常宫腔深度＞7cm 者用 28 号，≤7cm 者用 26 号。

（2）术后指导：①术后观察 2h，无异常方可离开；②术后休息 3 天，1 周内避免重体力劳动，2 周内禁止性生活和盆浴，保持外阴清洁；③术后 3 个月内每次行经或排便时注意有无节育器脱落；④节育器放置后 1、3、6、12 个月各复查 1 次，以后每年 1 次，直至取出；⑤术后可能有少量阴道出血及下腹不适，出现发热、下腹痛及阴道流血量多时，应及时就诊。

2. IUD 取出术

（1）术前准备：术前准备基本同放置术，物品准备时将放环器换为取环钩，外加血管钳 1 把。

（2）术后指导：①术后休息 1 天，术后 2 周内禁止性生活和盆浴，保持外阴清洁，预防感染；②协助妇女采取其他合适的避孕方法。

3. 副反应及护理

（1）不规则阴道流血：常发生于放置 IUD 最初 3 个月内。一般表现为经量过多、经期延长和少量点滴出血，一般 3~6 个月后可逐渐恢复。如需药物治疗，可遵医嘱给予止血剂。出血时间长者应补充铁剂，并予以抗生素。若经上述处理无效，应考虑取出 IUD，改用其他避孕方法。

（2）腰腹酸胀感：IUD 与宫腔大小形态不符时，可引起子宫频繁收缩出现腰腹酸胀感。轻者无需处理，重者应考虑更换其他合适的节育器。

4. 并发症及护理

（1）感染：主要因放置 IUD 时未严格执行无菌操作、IUD 尾丝过长及生殖器官本身存在感染所致。有明确宫腔感染者，应抗感染治疗的同时取出 IUD。

（2）IUD异位：多因术前未查清子宫位置和大小、术中操作不当而造成子宫穿孔，IUD可移位于子宫外。确诊IUD异位后，应经腹或腹腔镜将IUD取出。

（3）IUD嵌顿或断裂：由于放置IUD时损伤子宫壁、带器时间过长，致部分器体嵌入子宫肌壁或发生断裂。发现后需尽早取出，若取出困难应在超声监视下或借助宫腔镜取出。

（4）IUD下移或脱落：操作不规范，IUD放置未达子宫底部；IUD与宫腔大小、形态不合适；月经过多；宫颈内口松弛。易发生在放置IUD后1年内，常发生在月经期，与经血一起排出，不易被察觉。

（5）带器妊娠：多见于IUD下移、脱落及异位。一经确诊，行人工流产同时取出IUD。

（二）激素避孕的护理要点

1. 用药指导

（1）耐心告知各类避孕药物的用药方法、适应证与禁忌证、副反应等，让有避孕要求的妇女自主选择合适的避孕药物。

（2）进行全面的护理评估，排除禁忌证。

（3）妥善保管药物，存放于阴凉干燥处，药物受潮后不宜使用。

（4）注射避孕针时应将药液吸尽，并做深部肌内注射。嘱患者停用时要在停药后服用短效口服避孕药3个月，以免引起月经紊乱。

（5）使用长效避孕药应停药6个月后再考虑妊娠。

2. 副反应及护理

（1）类早孕反应：服药早期约10%妇女出现食欲减退、恶心、呕吐、困倦、头晕、乳房胀痛、白带增多等类似早孕的反应。轻者无需处理，坚持服药1～3个周期后可减轻或消失，重者考虑更换制剂或停药改用其他措施。

（2）不规则阴道流血：又称突破性出血，多发生在漏服药后，少数未漏服的情况下也会发生。轻者点滴出血，不需处理，随着服药时间延长出血可逐渐减少直至停止。流血量偏多者，可每晚在服用避孕药的同时加服雌激素直至停药。流血似月经量或流血时间接近月经期者，应立即停药，作为一次月经来潮，于出血第5天再开始服用下一周期药物，或更换避孕药。

（3）闭经：有1%～2%妇女发生闭经，多发生于月经不规则妇女。对原有月经不规则妇女，使用避孕药应谨慎。停药后月经不来潮，需排除妊娠，停药7天后可继续服药，若连续停经3个月，需停药观察。

（4）色素沉着：极少数妇女面部出现蝶形淡褐色色素沉着，停药后多可自行消退或减轻。

（5）体重增加：少数妇女较长时间服用避孕药而出现食欲亢进、体内合成代谢增加、体重增加，一般不需处理。

（6）其他：个别妇女服药后出现头痛、复视、乳房胀痛等，可对症处理，严重者停药进一步检查。

【学以致用】

产妇范某，28 岁，初中文化，自然分娩后 42 天，母乳喂养，来院做产后健康检查。子宫复旧正常，近几年无再次生育计划，咨询合适的避孕方法。

结合上述病例请思考：

1. 范女士适合选择哪种避孕措施？
2. 作为护士，应如何指导妇女进行避孕方法的选择？

扫一扫 获取答案

<table>
<tr><td>项目三</td><td>母乳喂养常见问题指导</td></tr>
</table>

任务 母乳喂养常见问题的护理

【任务目标】

1. 知识与技能目标 能判断产妇乳汁情况；掌握正确的母乳喂养技巧；能针对母乳喂养常见问题进行哺乳指导。

2. 情感态度与价值观目标 能理解母乳喂养妇女的不易，关爱患者；通过小组演练，模拟指导产妇进行母乳喂养的过程，具备良好的沟通能力。

【知识概要】

见思维导图 3。

情境一

【临床案例】

患者张女士，31 岁，因停经 39 周，腹痛 4 小时入院，生育史 1-0-0-1，于凌晨 01：05 自然分娩一女婴，Apgar 评分 10—10 分，体重 3850g。会阴Ⅰ度裂伤，常规缝合修补，胎盘胎膜自然娩出，完整，产后出血 400mL，产房早接触、早吸吮已执行，产后观察 2h 无异常，于 03：10 送母婴回病房。回房后吸吮母乳 2 次，每次 8～10min。当天 17：30，护理查房时产妇正在哺乳，护士发现宝宝身体远离母亲，吸吮快而浅，两颊紧绷，吸吮时有"咋舌"音，产妇表示腰背酸痛，乳头有明显疼痛感。检查乳头发现乳头表面有一裂口。

【学习任务】

1. 请分析判断该产妇母乳喂养情况。

2. 请提出该产妇主要的护理诊断/问题，制定并实施相应的护理措施。

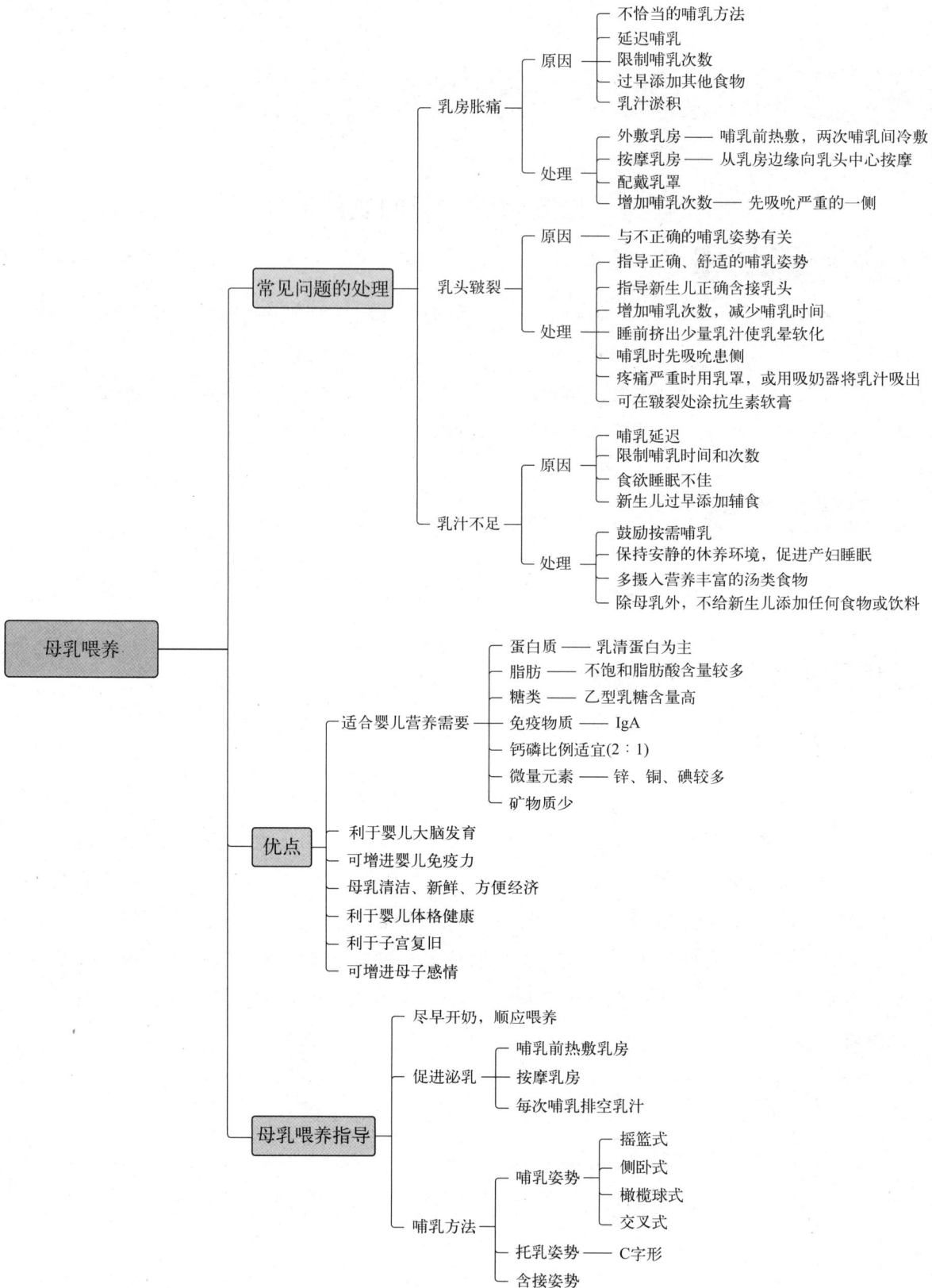

母乳喂养

常见问题的处理
├─ 乳房胀痛
│ ├─ 原因
│ │ ├─ 不恰当的哺乳方法
│ │ ├─ 延迟哺乳
│ │ ├─ 限制哺乳次数
│ │ ├─ 过早添加其他食物
│ │ └─ 乳汁淤积
│ └─ 处理
│   ├─ 外敷乳房 —— 哺乳前热敷，两次哺乳间冷敷
│   ├─ 按摩乳房 —— 从乳房边缘向乳头中心按摩
│   ├─ 配戴乳罩
│   └─ 增加哺乳次数 —— 先吸吮严重的一侧
├─ 乳头皲裂
│ ├─ 原因 —— 与不正确的哺乳姿势有关
│ └─ 处理
│   ├─ 指导正确、舒适的哺乳姿势
│   ├─ 指导新生儿正确含接乳头
│   ├─ 增加哺乳次数，减少哺乳时间
│   ├─ 睡前挤出少量乳汁使乳晕软化
│   ├─ 哺乳时先吸吮患侧
│   ├─ 疼痛严重时用乳罩，或用吸奶器将乳汁吸出
│   └─ 可在皲裂处涂抗生素软膏
└─ 乳汁不足
   ├─ 原因
   │ ├─ 哺乳延迟
   │ ├─ 限制哺乳时间和次数
   │ ├─ 食欲睡眠不佳
   │ └─ 新生儿过早添加辅食
   └─ 处理
      ├─ 鼓励按需哺乳
      ├─ 保持安静的休养环境，促进产妇睡眠
      ├─ 多摄入营养丰富的汤类食物
      └─ 除母乳外，不给新生儿添加任何食物或饮料

优点
├─ 适合婴儿营养需要
│ ├─ 蛋白质 —— 乳清蛋白为主
│ ├─ 脂肪 —— 不饱和脂肪酸含量较多
│ ├─ 糖类 —— 乙型乳糖含量高
│ ├─ 免疫物质 —— IgA
│ ├─ 钙磷比例适宜(2∶1)
│ ├─ 微量元素 —— 锌、铜、碘较多
│ └─ 矿物质少
├─ 利于婴儿大脑发育
├─ 可增进婴儿免疫力
├─ 母乳清洁、新鲜、方便经济
├─ 利于婴儿体格健康
├─ 利于子宫复旧
└─ 可增进母子感情

母乳喂养指导
├─ 尽早开奶，顺应喂养
├─ 促进泌乳
│ ├─ 哺乳前热敷乳房
│ ├─ 按摩乳房
│ └─ 每次哺乳排空乳汁
└─ 哺乳方法
   ├─ 哺乳姿势
   │ ├─ 摇篮式
   │ ├─ 侧卧式
   │ ├─ 橄榄球式
   │ └─ 交叉式
   ├─ 托乳姿势 —— C字形
   └─ 含接姿势

【思维引导】

1. 母乳喂养情况分析　护士在查房时发现宝宝身体远离母亲，吸吮快而浅，两颊紧绷，吸吮时有"咋舌"音，产妇有腰背酸痛，说明母乳喂养姿势及婴儿含接姿势不正确。同时护士发现乳头表面有裂口，产妇感到乳头有明显疼痛感，说明产妇此时发生了乳头皲裂，乳头皲裂的发生也与不正确的含接姿势有关。

2. 护理分析　产妇目前突出的问题有两点，一是有明显的疼痛，这不利于母乳喂养的实施，二是母乳喂养无效，婴儿未吃到足够的母乳。护理该产妇时做好母乳喂养的指导尤为重要，首先应帮助产妇分析腰酸背痛及乳头疼痛的原因，并告知产妇正确的母乳喂养姿势及婴儿含接姿势；同时针对乳头皲裂，应给予针对性的指导，包括乳头皲裂的处理方法、乳头皲裂时的母乳喂养技巧等。

【任务实施】

一、护理诊断

1. 母乳喂养无效　与母亲母乳喂养的姿势及婴儿含接姿势不正确有关。

2. 疼痛　与含接姿势不正确导致的乳头皲裂有关。

3. 舒适度改变　与腰背酸痛、乳头疼痛有关。

二、护理目标

1. 产妇能掌握母乳喂养的技巧，成功进行母乳喂养。

2. 产妇疼痛减轻，乳头处伤口愈合。

3. 产妇舒适度增加，能有效应对疼痛及不适。

三、护理措施

1. 一般护理

（1）知识宣教：向产妇及家属宣教母乳喂养相关知识，评估其对母乳喂养相关知识的掌握情况。

（2）实行母婴同室：母婴同室指母亲与婴儿24h在一起，若因治疗需要分离，则时间不超过1h。在产妇获得充分休息的基础上，鼓励产妇多拥抱婴儿，使产妇与婴儿尽可能地多接触，逐渐参与护理孩子的日常生活中，培养母婴感情。

（3）饮食指导：产后为补充分娩过程中的体力消耗及促进乳汁分泌，应鼓励产妇多进食含高蛋白质、高热量、高维生素及富含矿物质的食物，另外，还应摄入足够的谷类、蔬菜、水果等。针对哺乳期产妇，应指导其摄入合理、均衡的安全食品，保证自身的营养需要及乳汁分泌的质量。

【知识链接】

影响乳汁分泌的因素

①早吸吮：新生儿出生后 30min 内进行第一次母乳喂养，吸吮时间不少于半小时。

②勤吸吮、有效吸吮：让婴儿频繁、有效地吸吮乳房，24h 内不少于 10 次，每次不少于 30min，以刺激乳房增加泌乳量。

③母婴同室：产妇与婴儿 24h 在一起，若因治疗需要短暂分离，时间不应超过 1h。尽量增加母婴肌肤接触的机会。

④夜间吸吮：夜间乳汁分泌较白天多，夜间吸吮有利于乳汁分泌增加，可鼓励产妇与婴儿同步休息。

⑤产妇应采用正确的哺乳姿势和含接方法，哺乳时产妇应身体放松。

⑥产妇泌乳量增加后，可按需喂养，不限定母乳喂养次数和时间。

⑦不应使用奶瓶和奶嘴，以免婴儿产生乳头错觉，从而拒绝母乳。

2. 指导母乳喂养

(1) 母乳喂养常见体位

①摇篮式：a. 产妇座椅高度合适，将枕头放在背后，支撑背部；b. 产妇腿上可放枕头，抬高婴儿，避免长时间向前倾着喂奶；c. 若椅子较高，则可将凳子放于母亲脚下，保证舒适；d. 婴儿头、颈、躯干呈一直线，脸贴近乳房，鼻子对着乳头，身体贴近母亲。

②侧卧式：a. 产妇取舒适放松的侧卧位；b. 不可将婴儿头枕在手臂上，产妇手可放于婴儿头上方；c. 婴儿也取侧卧位，头和身体呈一直线，脸贴近乳房，鼻子对着乳头；d. 产妇的手不可按住婴儿头部，要让婴儿头部能自由活动。

③半躺式：分娩后的最初几天，产妇坐起仍有困难时，可以用半躺式姿势进行母乳喂养。将婴儿横倚在产妇的腹部，背后用枕头垫高上身，斜靠躺卧。

④橄榄球式：在喂哺双胞胎时，或同时有另一位孩子想依偎着妈妈时，可使用这一姿势。婴儿躺在产妇的臂弯，臀部相对，必要时可用软垫支撑，而产妇的下臂应托着婴儿的背部。身体应稍前倾，让婴儿靠近乳房，开始喂哺后，便可放松并将身体后倾。同时，这种姿势也可让婴儿吸吮下半部乳房的乳汁。

(2) 托乳房的方法：用"C 字形"手法托起乳房。食指支撑乳房基底部，靠在乳房下胸壁上，大拇指放在乳房上方，两个手指轻压乳房，改善乳房形态，使婴儿容易含接。此时，要注意不应用"剪刀"或"雪茄"式，同时母亲的手不应离乳头太近

（2cm 左右）。

（3）含接姿势：每次哺乳应先用乳头轻触婴儿的上唇，诱发觅食反射，婴儿嘴张大，下唇向外翻，舌头呈勺状环绕乳晕，面颊鼓起呈圆形，婴儿口腔上方有更多的乳晕，婴儿进行慢而深的吸吮，有时突然暂停，能看到吞咽的动作和听到吞咽的声音。

【知识链接】

婴儿正确的含接姿势

① 婴儿身体靠近母亲，脸贴近乳房。
② 婴儿嘴张大，下唇往外翻，舌头呈勺状环绕乳晕。
③ 婴儿口腔上方有更多的乳晕。
④ 婴儿进行慢而深的吸吮，面颊鼓起呈圆形。
⑤ 可看到吞咽的动作并听到吞咽的声音。
⑥ 母亲无乳头疼痛。

（4）挤奶的技巧：挤奶前应先清洗双手，将准备的容器靠近乳房，拇指与食指放置在距乳头根部 2cm 处，二指相对，其他手指托住乳房。用食指和拇指向胸壁方向轻轻下压乳房，但不可压得太深，反复一压一放，依各个方向挤压，保证每次乳房内每一个乳窦的乳汁都被挤出，挤压 3～5min 后换另一侧，每次挤奶时间为 20～30min。

3. 乳头皲裂的护理　乳头皲裂指乳头表面出现小裂口，表现为乳头疼痛，其最常见的原因是含接不良。其护理措施如下。

（1）帮助产妇改善哺乳及含接姿势，让婴儿含住乳头和大部分乳晕，减轻对乳头的吸吮压力。

（2）指导产妇可适当增加哺乳次数，减少每次哺乳时间。

（3）哺乳前挤出少量乳汁使乳晕软化，有利于婴儿含接；在每次哺乳后，挤出少许乳汁涂在乳头、乳晕上，能起到修复表皮的作用。

（4）轻者可继续哺乳，哺乳时先吸吮皲裂程度轻的一侧乳房；疼痛严重时停止哺乳，可用手挤奶或吸奶器吸出乳汁再喂给婴儿。

（5）可在皲裂处涂抹抗生素软膏，促进伤口愈合。

（6）指导产妇避免使用肥皂、酒精擦洗乳头，不利于伤口恢复。

情境二

【临床案例】

产后第二天，产妇由于乳头疼痛，未进行每天 8～12 次以上的有效哺乳，现乳房胀痛，新生儿吸吮困难。查体：体温 38℃，脉搏 70 次/分，血压 100/70mmHg，子宫质硬，宫底脐下 3 指，乳房触摸有硬块，伴有明显触痛。

【学习任务】

1. 请分析判断患者的病情。

2. 请提出该患者主要的护理诊断，制定相应的护理措施。

【思维引导】

1. 病情分析　产妇因乳头皲裂，未进行 8～12 次的有效哺乳，现体温升高至 38℃，乳房触摸有硬块，伴有明显触痛，提示产妇因乳汁淤积发生了乳房胀痛。护士应针对产妇的乳房胀痛采取有效的护理措施，减轻疼痛。

2. 护理分析　产妇目前突出的问题为疼痛。护理该产妇时应先帮助产妇分析乳房胀痛的原因，并告知产妇正确的处理方法，包括勤吸吮、外敷乳房、按摩乳房、佩戴乳罩等。

【任务实施】

一、护理诊断

1. 疼痛　与乳房胀痛有关。

2. 体温过高　与乳汁淤积所致的体温上升有关。

二、护理目标

1. 产妇乳房胀痛缓解，疼痛减轻。

2. 体温降至正常水平。

三、护理措施

1. 一般护理　保持病室环境及床单清洁，保证产妇良好的休息和充足的睡眠。指导产妇加强营养，给予高蛋白、高热量、高维生素、易消化饮食，以增强免疫力。鼓励产妇多饮水，保证足够的液体摄入，出现体温升高等不适症状时应对症处理。

2. 乳房胀痛护理　乳房胀痛主要与乳房过度充盈及乳腺管堵塞有关。因此，应指导产妇早吸吮、有效吸吮，鼓励产妇按需哺乳，并在哺乳后将剩余乳汁挤出，以防止乳房胀痛的发生。如出现乳房胀痛，可采取以下方法。

（1）外敷乳房：哺乳前热敷 3～5min，两次哺乳间可冷敷以减轻胀痛。

（2）按摩乳房：哺乳前按摩乳房，由乳房边缘向乳头中心按摩，促进乳腺管的疏通。

（3）佩戴乳罩：指导产妇佩戴合适的乳罩以扶托乳房，减少沉重感。

（4）频繁哺乳：哺乳时先吸吮胀痛严重的一侧，哺乳完将剩余乳汁挤出。必要时可用吸奶器将乳汁一次性全部吸出，以减轻胀痛感。

（5）若乳房局部出现红、肿、热、痛症状，且伴有发热，则提示患乳腺炎，炎症早期产妇可继续母乳喂养，哺乳后吸出剩余乳汁避免淤积。炎症期时应指导产妇暂停母乳喂养，并给予抗生素治疗，在此期间，应定时将乳汁挤出，以免乳汁分泌被抑制。

情境三

【临床案例】

产后第四天，产妇生命体征平稳，子宫复旧情况良好，食欲及睡眠正常，可出院。但产妇情绪低落，对出院后的母乳喂养缺乏信心，并认为目前的婴儿配方奶营养也很好，没有必要给孩子母乳喂养，而婆婆坚持认为孩子应吃母亲的乳汁，才会更聪明，更健康。

【学习任务】

请为胡女士进行出院前的健康指导。

【思维引导】

分娩后的产妇由于激素水平的下降，可能会有心情低落、沮丧等情况，且由于第一次进行母乳喂养，可能会遇到各种母乳喂养问题，如乳头皲裂、乳房胀痛等。目前产妇对母乳喂养缺乏信心，且缺乏对母乳喂养优点的正确认知。此外，与婆婆存在意见分歧，缺乏良好的家庭支持系统。护士应针对产妇的情况给予心理疏导和母乳喂养知识宣教，帮助产妇建立母乳喂养的信心。

【任务实施】

一、护理诊断

1. 焦虑　与担心能否顺利进行母乳喂养有关。

2. 知识缺乏　缺乏母乳喂养相关知识。

二、护理目标

1. 焦虑程度减轻，情绪稳定，能够配合治疗。

2. 产妇理解母乳喂养的优点，能够主动进行母乳喂养。

三、护理措施

对产妇进行出院前的健康宣教，可使产妇充分了解母乳喂养的要点，对今后积极实施母乳喂养，并主动应对各种母乳喂养常见问题有重要意义。

1. 母乳喂养优点宣教

（1）对婴儿的好处：①提供营养、促进发育。母乳中的各种营养成分有利于婴儿的消化和吸收。②提高免疫力。母乳中含有丰富的免疫球蛋白和多种免疫活性细胞。免疫球蛋白有分泌型免疫球蛋白、乳铁蛋白、纤维结合蛋白、溶菌酶等；免疫活性细胞有巨噬细胞、淋巴细胞等，减少消化道、呼吸道和皮肤感染的机会。③保护牙齿。吸吮时肌肉运动可促进面部肌肉正常发育。④增进母子感情。母乳喂养增加婴儿与母亲皮肤接触的机会，有助于母婴间的情感连接。

（2）对母亲的好处：①预防产后出血。婴儿的吸吮可刺激机体分泌缩宫素，促进子宫收缩，减少产后出血量。②避孕。哺乳可推迟月经复潮及排卵的时间，有利于避孕。③降低患癌的危险性。母乳喂养可降低母亲患乳腺癌、卵巢癌的可能性。

2. 卫生宣教　每次哺乳前，应先洗净双手，以免发生交叉感染。产妇衣着应宽松舒适，若衣服被乳汁浸湿，应及时更换，保持皮肤清洁干燥。

3. 营养指导　哺乳期内产妇的营养需要量远远超过妊娠期，正常发育的婴儿体重增长较快，4个月内可为出生时的一倍，可见母乳喂养的婴儿，需从母亲的乳汁中取得大量的营养素，才能保证其生长发育与健康的需要。对每位产妇供给的能量以保证其每天能分泌750～850mL乳汁为宜，每天需要热量约9000kJ，蛋白质100～130g，钙0.2g，铁0.018g，脂肪80～100g以及足够的硒、碘等必需的无机盐。

4. 用药指导　由于多数药物可经母血渗入乳汁中，因此产妇哺乳期用药时，应考虑药物对婴儿有无不良影响，严格遵医嘱用药。

5. 计划生育指导　哺乳产妇一般于产后4～6个月恢复排卵，有的产妇可在哺乳期月经一直不来潮。较晚恢复月经者，首次月经来潮前多有排卵，因而哺乳产妇未见月经来潮却仍有受孕的可能。因此，应做好避孕措施，首选工具避孕，如安全套、宫内节育器。

情境四

【临床案例】

产后 42 天，张女士来院做产后健康检查。目前婴儿喂养方式为混合喂养，为了家人好好休息，夜晚实施奶粉喂养，白天实施母乳喂养，近期发现乳汁明显减少，不能满足婴儿所需，张女士为此感到苦恼。

【学习任务】

针对张女士目前存在的问题，请为张女士进行针对性的指导。

【思维引导】

根据产妇的描述，产妇及家人对母乳喂养有一定误区，夜晚实施奶粉喂养，白天实施母乳喂养，而夜晚催乳素分泌较高，若整个晚上不进行母乳喂养，则会导致乳汁明显减少。目前产妇的乳汁已不能满足婴儿所需，因此现在最重要的是要改变产妇的喂养习惯，重建正常的母乳喂养规律。同时护士要先判断产妇乳汁是否不足，并给予针对性的指导意见。

【任务实施】

一、护理诊断

1. 焦虑　与担心乳汁不够无法满足婴儿所需有关。
2. 知识缺乏　缺乏母乳喂养相关知识。

二、护理目标

1. 产妇焦虑减轻，有信心重建正确的母乳喂养方式。
2. 产妇能正确描述目前存在的母乳喂养问题，并能理解解决方案。

三、护理措施

1. 心理护理　讲解顺应喂养的重要性，鼓励产妇树立母乳喂养的信心，倾听产妇的诉求，从而减轻产妇焦虑的情绪，以取得产妇的理解和配合。

2. 评估乳汁分泌量　可进行挤奶 1min，评估流出的乳汁量：无乳汁（－）；1～2 滴乳汁（＋）；能持续流出（＋＋）；能流出较多或喷射状（＋＋＋）。同时婴儿情况也有助于判断母乳是否充足。

（1）婴儿吸吮完后自行放开乳房，表现出满足神态并能安静入睡，表明乳汁充足。

（2）哺乳前乳房饱满，哺乳后变软，表明婴儿进行了有效吸吮。若哺乳完乳房仍充盈饱满，说明婴儿吸吮无效。

（3）正常哺乳时间有很大的差异，但不可太长（0.5h 以上）或太短（少于 4min）。但在出生后头几天或对于低出生体重儿来说母乳喂养时间较长是正常的。

（4）通过评估婴儿排便、排尿及体重增长情况，判断乳汁分泌量是否充足。婴儿每日排尿 5～6 次，排便 2～4 次，且体重增加，睡眠情况良好，则表明母乳喂养较满意。

【知识链接】

乳汁类型

1. 初乳　产后最初 7 天内分泌的乳汁称为初乳，是新生儿早期理想的天然食物。由于含有 β-胡萝卜素，乳汁呈淡黄色，初乳中含有的蛋白质及矿物质较成熟乳多，且含多种抗体，尤其是分泌型 IgA。脂肪和乳糖含量较成熟乳少，易消化吸收。

2. 过渡乳及成熟乳　产后 7～14 天内分泌的乳汁称为过渡乳，14 天后分泌的乳汁为成熟乳，呈白色，蛋白质含量较少，乳糖与脂肪含量逐渐增多，亦含有大量免疫抗体，特别是 IgA，可保护新生儿胃肠道系统，因此母乳喂养的新生儿对肠道感染的免疫力较强。母乳中还含有维生素、矿物质和各种酶，对新生儿生长发育起着非常重要的作用。

3. 乳汁不足护理　与哺乳延迟，限制哺乳时间和次数，食欲、睡眠不佳及新生儿过早添加辅食有关。其护理措施如下。

（1）鼓励产妇树立母乳喂养的信心。

（2）指导正确的哺乳方法，做到按需哺乳、夜间哺乳。

（3）保证安静、舒适的休养环境，促进良好的睡眠。

（4）适当调整饮食，多摄入营养丰富的汤类食物。

（5）除母乳外，不给婴儿添加包括水在内的其他任何食物或饮料。

（6）可使用中药催乳或针灸催乳。

【护理评价】

从分娩至出院后的产后健康检查，产妇出现了较多母乳喂养相关问题，即乳头皲裂、乳房胀痛、乳汁不足等。通过规范的护理及健康指导，产妇能够采取有效的应对方式，解决母乳喂养过程中出现的问题。目前产妇基本掌握了母乳喂养技巧，焦虑缓解，情绪稳定，并有信心实施母乳喂养。

【学以致用】

蒋女士，28 岁，因"停经 40 周，阴道流液 3h"入院，8h 后会阴侧切产钳助娩一男性活婴，Apgar 评分 9～10 分，体重 3880g。会阴常规缝合修补，胎盘胎膜自然娩出，完整，产后出血 400mL，产房早吸吮已执行，产后观察 2h 无异常，送母婴回病室。护理查房时发现产妇乳头扁平，喂养时乳头易从婴儿口中脱出，产妇认为自己母乳喂养困难，想进行回奶，对新生儿进行人工喂养。现已产后 2 天，挤奶只挤出少许乳汁，新生儿出生后排尿两次，家属认为母乳不足，准备添加配方奶喂养新生儿。

请结合上述病例思考：

1. 目前产妇存在的护理问题有哪些？

2. 制定详细的护理措施。

3. 如何进行健康指导？

扫一扫 获取答案

项目四　儿童营养素缺乏的监测及健康教育

任务一　儿童维生素 D 缺乏的监测及健康教育

◎ 【任务目标】

1. **知识与技能目标**　能制定维生素 D 缺乏性佝偻病患儿的护理计划，并开展健康宣教，预防疾病的发生。

2. **情感态度与价值观目标**　关心爱护患儿，具备良好的人文关怀素质。具有与患儿及家长良好沟通的能力和素养。

◎ 【知识概要】

见思维导图 4。

◎ 情境一

【临床案例】

患儿，女，7 个月。近一个月来多烦燥、睡眠不安，入睡后多汗，后脑勺出现半环状秃发，来医院儿童保健科就诊。

患儿系足月顺产，人工喂养。4 个月起间断服用鱼肝油和钙粉，6 个月开始添加蛋黄、米粉、肉汤、菜汤等辅食。

体格检查：T 37℃，P 120 次/分，R 34 次/分，体重 7.1kg。

头型呈"方盒样"，前囟门 1.5cm×1.0cm，头发稀少，枕部有秃发圈，乳牙未出。胸部有明显的串珠肋和肋膈沟，心率 120 次/分，律齐，各瓣膜听诊区未闻及杂音。四肢活动正常，上肢前臂远端可摸到环状隆起的"手镯"。

【学习任务】

1. 患儿可能的临床诊断是什么？
2. 入院后还应为患者安排哪些辅助检查？
3. 请判断患者的临床分期。

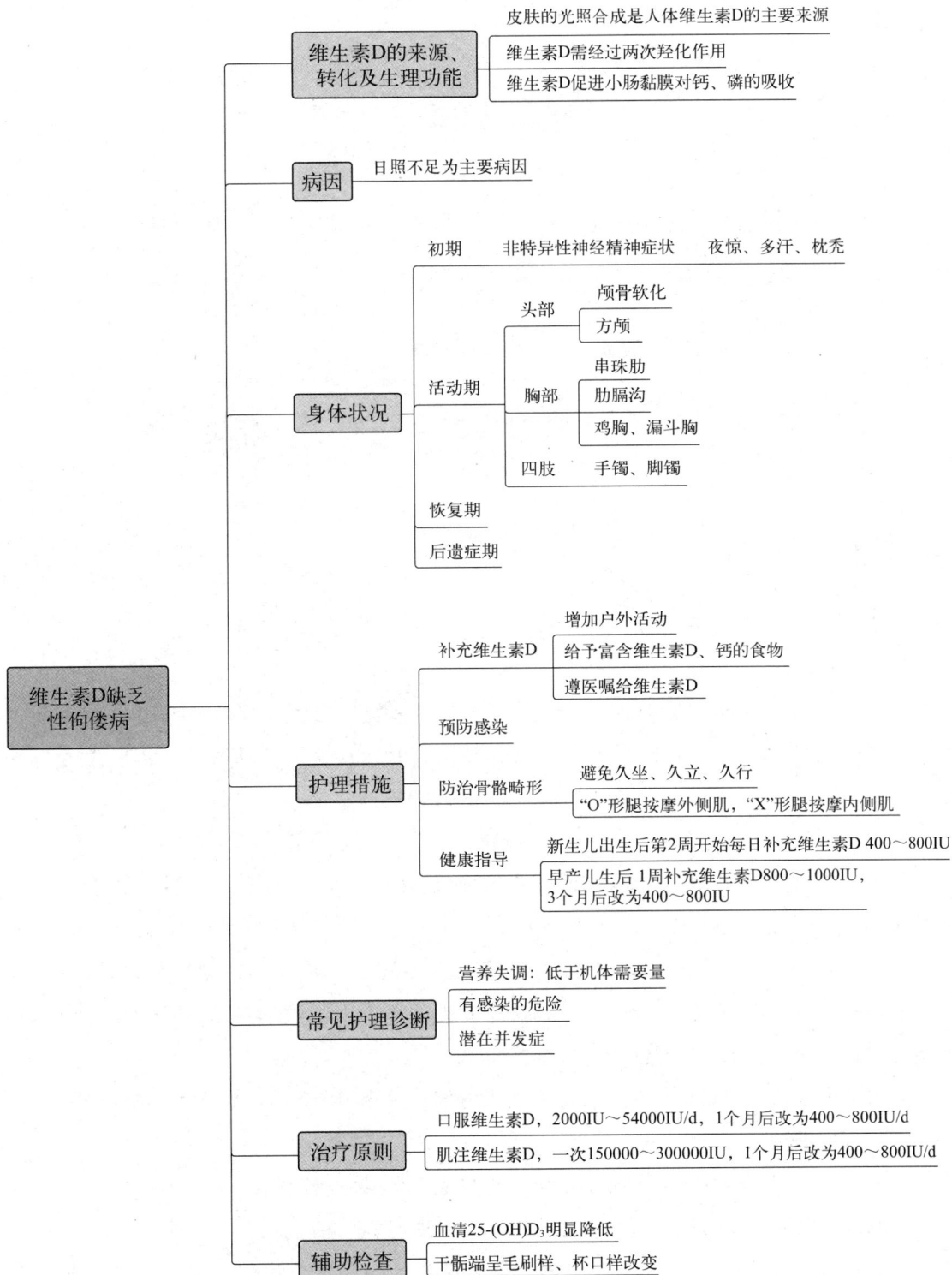

维生素D缺乏性佝偻病

- 维生素D的来源、转化及生理功能
  - 皮肤的光照合成是人体维生素D的主要来源
  - 维生素D需经过两次羟化作用
  - 维生素D促进小肠黏膜对钙、磷的吸收

- 病因
  - 日照不足为主要病因

- 身体状况
  - 初期　非特异性神经精神症状　夜惊、多汗、枕秃
  - 活动期
    - 头部
      - 颅骨软化
      - 方颅
    - 胸部
      - 串珠肋
      - 肋膈沟
      - 鸡胸、漏斗胸
    - 四肢　手镯、脚镯
  - 恢复期
  - 后遗症期

- 护理措施
  - 补充维生素D
    - 增加户外活动
    - 给予富含维生素D、钙的食物
    - 遵医嘱给维生素D
  - 预防感染
  - 防治骨骼畸形
    - 避免久坐、久立、久行
    - "O"形腿按摩外侧肌，"X"形腿按摩内侧肌
  - 健康指导
    - 新生儿出生后第2周开始每日补充维生素D 400~800IU
    - 早产儿生后1周补充维生素D800~1000IU，3个月后改为400~800IU

- 常见护理诊断
  - 营养失调：低于机体需要量
  - 有感染的危险
  - 潜在并发症

- 治疗原则
  - 口服维生素D，2000IU~54000IU/d，1个月后改为400~800IU/d
  - 肌注维生素D，一次150000~300000IU，1个月后改为400~800IU/d

- 辅助检查
  - 血清25-(OH)D$_3$明显降低
  - 干骺端呈毛刷样、杯口样改变

思维导图 4

【思维引导】

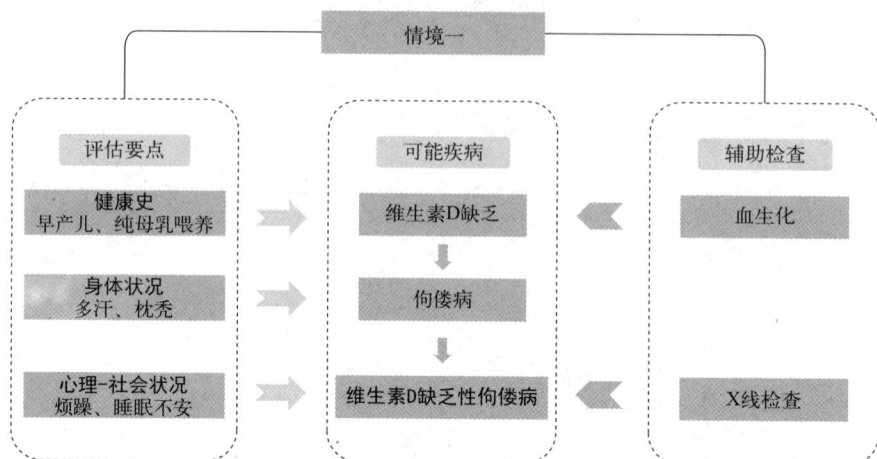

【任务实施】

护理评估

（一）健康史

了解患儿母亲孕期健康状况及患儿出生史、喂养史、生活习惯、患病史和用药史等。母亲妊娠期，特别是妊娠后期有无营养不良、肝肾疾病、慢性腹泻，以及患儿是否为早产、双胎；患儿是否有胃肠道疾病、肾脏疾病；日照是否充足等。

（二）身体状况

临床上根据病情的演变过程把维生素 D 缺乏性佝偻病分为初期、激期、恢复期及后遗症期 4 个时期。

1. 初期　多数小儿出生 3 个月左右起病，主要表现为神经、精神症状，如易激惹、烦躁、睡眠不安、夜间啼哭。常伴与室温季节无关的多汗，尤其头部多汗而刺激头皮，致婴儿常摇头擦枕，出现枕秃。

2. 激期　除有上述症状外，主要表现为骨骼改变和运动功能及智力发育迟缓。

（1）骨骼改变

头部：3～6 个月患儿可见颅骨软化，重者可出现乒乓球样的感觉；7～8 个月患儿可有方颅或鞍形颅；前囟增宽及闭合延迟，出牙延迟、牙釉质缺乏并易患龋齿。

胸部：胸廓畸形多见于 1 岁左右小儿。胸部骨骼出现肋骨串珠，以第 7～10 肋最明显；膈肌附着处的肋骨受膈肌牵拉而内陷形成肋膈沟；胸骨突出，呈鸡胸或漏斗胸，影响呼吸功能。

四肢：6 个月以上小儿腕、踝部肥厚的骨骺形成钝圆形环状隆起，称佝偻病手镯或脚镯；小儿开始行走后，由于骨质软化，因负重可出现下肢弯曲，形成"O"形或"X"形腿。常久坐者可见脊柱后突或侧弯。

（2）运动功能发育迟缓：患儿肌肉发育不良，肌张力低下，韧带松弛，表现为头颈软弱无力，坐、立、行等运动功能落后，腹肌张力低，腹部膨隆如蛙腹。

（3）神经、精神发育迟缓：重症患儿脑发育受累，条件反射形成缓慢，患儿表情淡漠，语言发育迟缓，免疫功能低下，常伴发感染。

3. 恢复期 经适当治疗后患儿临床症状和体征减轻或接近消失，精神活泼，肌张力恢复。血清钙、磷浓度，钙磷乘积也渐恢复正常。

4. 后遗症期 多见于2岁以后小儿，临床症状消失，血生化及骨骼X线检查正常，仅遗留不同程度的骨骼畸形。

（三）辅助检查

1. X线检查 初期常无骨骼异常表现，X线检查可正常或钙化带稍模糊。激期长骨X线片显示钙化带消失，干骺端呈毛刷样、杯口状改变，骨骺软骨盘增宽（＞2mm），骨密度减低，骨皮质变薄；可有骨干弯曲畸形或青枝骨折，骨折可无临床症状。治疗2～3周后骨骼X线改变有所改善，出现不规则的钙化线，以后钙化带增厚，骨骺软骨盘＜2mm，骨质密度逐渐恢复正常。后遗症期X线检查骨骼干骺端病变消失。

2. 血生化检查 初期血清25-(OH)D$_3$下降，甲状旁腺激素（PTH）升高，血钙下降，血磷降低，碱性磷酸酶正常或稍高。激期除血清钙稍低外，其余指标改变更加明显。恢复期血钙、磷逐渐恢复正常，碱性磷酸酶需1～2个月降至正常。后遗症期血生化正常。

（四）心理-社会状况

3岁以上儿童出现的骨骼畸形，对自身形象和运动能力的认识以及与同龄儿产生的差异，容易引起自卑等不良心理活动，影响其心理健康及社会交往。患儿家长因担心骨骼畸形而焦虑。

【知识链接】

维生素D缺乏性佝偻病的三级预防

维生素D缺乏性佝偻病的发病与生活方式密切相关，开展早期综合防治是控制佝偻病的关键，强调佝偻病三级预防的重要性。

一级预防（全人群策略），以减少佝偻病发病为目的，控制佝偻病发病的危险因素，改变不合理的生活方式及行为。

二级预防（高危人群策略），是针对佝偻病高危人群，为阻止或减缓佝偻病的发展而采取的措施。

三级预防（患者策略），加强对佝偻病患儿的规范化治疗和康复指导，防止并发症，提高患者生活质量。

情境二

【临床案例】

入院后经相关检查，患儿被诊断为佝偻病激期，遵医嘱进行维生素注射治疗。

【学习任务】

1. 患者目前可能会存在哪些护理问题？
2. 对应的护理措施有哪些？

【思维引导】

患儿年龄较小，处于快速生长发育阶段，对维生素 D 的需求较高，因此提出营养摄入低于机体需要及生长发育迟缓的护理诊断。由于佝偻病患儿多伴有其他微量元素的降低，导致免疫力下降，故提出相应的护理诊断，有感染的风险。且维生素 D 的补充若不适当，存在维生素 D 中毒的风险，遂提出存在潜在并发症的护理诊断。且佝偻病可防可控，重点应向家长做好相关的健康教育。

小儿佝偻病最主要的原因为日光照射不足，皮肤的光照合成是儿童和青少年维生素 D 的主要来源，因此要指导家长带患儿进行一定时长的户外活动。同时应遵医嘱进行维生素 D 的补充，纠正维生素 D 水平，维持机体钙磷代谢平衡。若患儿已出现骨骼发育的异常，要注意避免重压与强力牵拉以防出现骨折。也可采取主动和被动的方法矫正已出现的骨骼畸形。

【任务实施】

一、护理诊断/问题

1. 营养失调：低于机体需要量　与户外活动过少、日光照射不足和维生素 D 摄入不足有关。
2. 生长发育迟缓　钙磷代谢异常致骨骼、神经发育迟缓。
3. 有感染的风险　与免疫功能低下有关。

4. 潜在并发症　骨骼畸形、药物副作用。

5. 知识缺乏　患儿家长缺乏佝偻病的预防及护理知识。

二、护理措施

1. 户外活动　指导家长每日带患儿进行一定的户外活动。出生后 2～3 周即可带婴儿户外活动，冬季也要保证每日 1～2h 户外活动时间。夏季气温太高，可在阴凉处活动，尽量暴露皮肤。冬季室内活动时开窗，让紫外线能够透过。

2. 补充维生素 D

（1）按时引入换乳期食物，给予富含维生素 D、钙、磷和蛋白质的食物。

（2）遵医嘱供给维生素 D 制剂，注意维生素 D 过量的中毒表现，如出现厌食、恶心、烦躁不安、体重下降和顽固性便秘等表现，应立即停用维生素 D，并立即通知医生。

3. 加强生活护理，预防感染　保持室内空气清新，温、湿度适宜，阳光充足，避免交叉感染。

4. 预防骨骼畸形和骨折　衣着柔软、宽松，床铺松软，避免早坐、久坐、早站、久站和早行走，以防骨骼畸形。严重佝偻病患儿肋骨、长骨易发生骨折，护理操作时应避免重压和强力牵拉。

5. 加强体格锻炼　对已有骨骼畸形的患儿可采取主动和被动的方法矫正。如胸廓畸形，可做俯卧位抬头展胸运动；下肢畸形可施行肌肉按摩，"O"形腿可以按摩外侧肌，"X"形腿可按摩内侧肌。对于行外科手术矫正者，指导家长正确使用矫形器具。

情境三

【临床案例】

患儿住院第 9 天，精神好转，睡眠好转，出汗量明显减少，医生建议回家治疗，一个月后复查。如何预防后遗症的发生？

【学习任务】

作为责任护士，应如何做好健康宣教？

【思维引导】

维生素 D 缺乏性佝偻病是我国重点预防的四大疾病之一，在对患儿家长进行健康宣教前需全面评估家长对佝偻病相关知识的了解情况，根据评估结果制定相应的健康指导方案，内容包括加强孕期保健、鼓励母乳喂养、合理添加辅食、增加户外时长等。

【任务实施】

出院健康宣教如下。

（1）加强孕期保健，鼓励孕妇多进行户外活动，多晒太阳，补充富含维生素 D 和钙、磷的食物。妊娠后期补充预防量的维生素 D，增加胎儿体内维生素 D 的储存量。

（2）鼓励母乳喂养，及时添加辅食，足月儿出生后 2 周开始补充预防量维生素 D 400IU/d，可连续服用至 2 岁。早产儿、低出生体重儿、双胎儿出生后 2 周开始补充维生素 D，800IU/d，3 个月后改为预防量。不同地区、不同季节可适当调整剂量。

（3）多带小儿进行户外活动，一般出生后 2～3 周即可抱到户外晒太阳。

【知识链接】

维生素 D 中毒

表现：长期大量服用或短期超量误服维生素 D 或对维生素 D 过于敏感，可导致中毒。轻者或早期表现可有低热、烦躁、厌食、恶心、呕吐、腹泻、便秘、口渴、无力等。重者或晚期可出现高热、多尿、少尿、脱水、嗜睡、昏迷、抽搐等症状。严重者可因高钙血症和肾功能衰竭而死亡。

治疗：立即停用维生素 D，处理高钙血症，要限制钙盐摄入，给予利尿剂加速钙的排泄，同时应用强的松抑制肠道对钙的吸收。除严重者有不可逆的肾损害外，效果多良好。

预防：应做好佝偻病防治的卫生保健知识宣传，充分利用自然条件，大力提倡多晒太阳。用维生素 D 防治时应注意掌握剂量和时间，并应密切观察。

【护理评价】

患儿经治疗、护理后，佝偻病症状有无减轻，实验室检查指标是否恢复正常。患儿生长发育是否接近正常标准。是否发生感染或维生素 D 中毒、骨骼畸形、骨折等并发症。患儿家长能否说出佝偻病的预防与护理要点。

【学以致用】

患儿，男，11 个月，因"哭闹、夜间多汗 2 个月"入院。入院前 1 个月家长发现患儿经常无诱因地出现夜间哭闹，难以安抚。至今不能扶站。

体格检查：T 36.7℃，P 112 次/分，R 31 次/分，体重 8.9kg，身高 71cm。发育、营养尚可，枕秃，未出牙，肋缘外翻，肝右肋下 1cm，有轻度"X"形腿及脊柱侧弯。肌张力正常，神经系统未见异常。

辅助检查：血常规示 Hb 116g/L，RBC $4.3×10^{12}$/L，WBC $10×10^9$/L。大便及尿常规未见异常。血清钙、磷正常，血碱性磷酸酶升高。腕部 X 线正位片示骨骺端钙化带模糊不清，呈毛刷样改变。

结合案例请思考：

1. 患儿可能的临床诊断是什么？

2. 患儿存在哪些护理问题？

3. 应对患儿采取哪些护理措施？

扫一扫 获取答案

任务二　营养性缺铁性贫血的监测及健康教育

【任务目标】

1. **知识与技能目标**　能制定缺铁性贫血患儿的护理计划，并提供有针对性的健康指导，预防疾病的发生。

2. **情感态度与价值观目标**　尊重爱护患儿，具备敬畏生命的职业情感，具有与患儿及家长良好沟通的能力和素养。

【知识概要】

见思维导图 5。

情境一

【临床案例】

明明，男，6 月龄。36 周早产儿，单纯母乳喂养至今，来社区卫生服务中心进行常规体检。

体格检查：体重 8.5kg，身高 68cm，头围 43cm。囟门大小约 2cm×2cm。

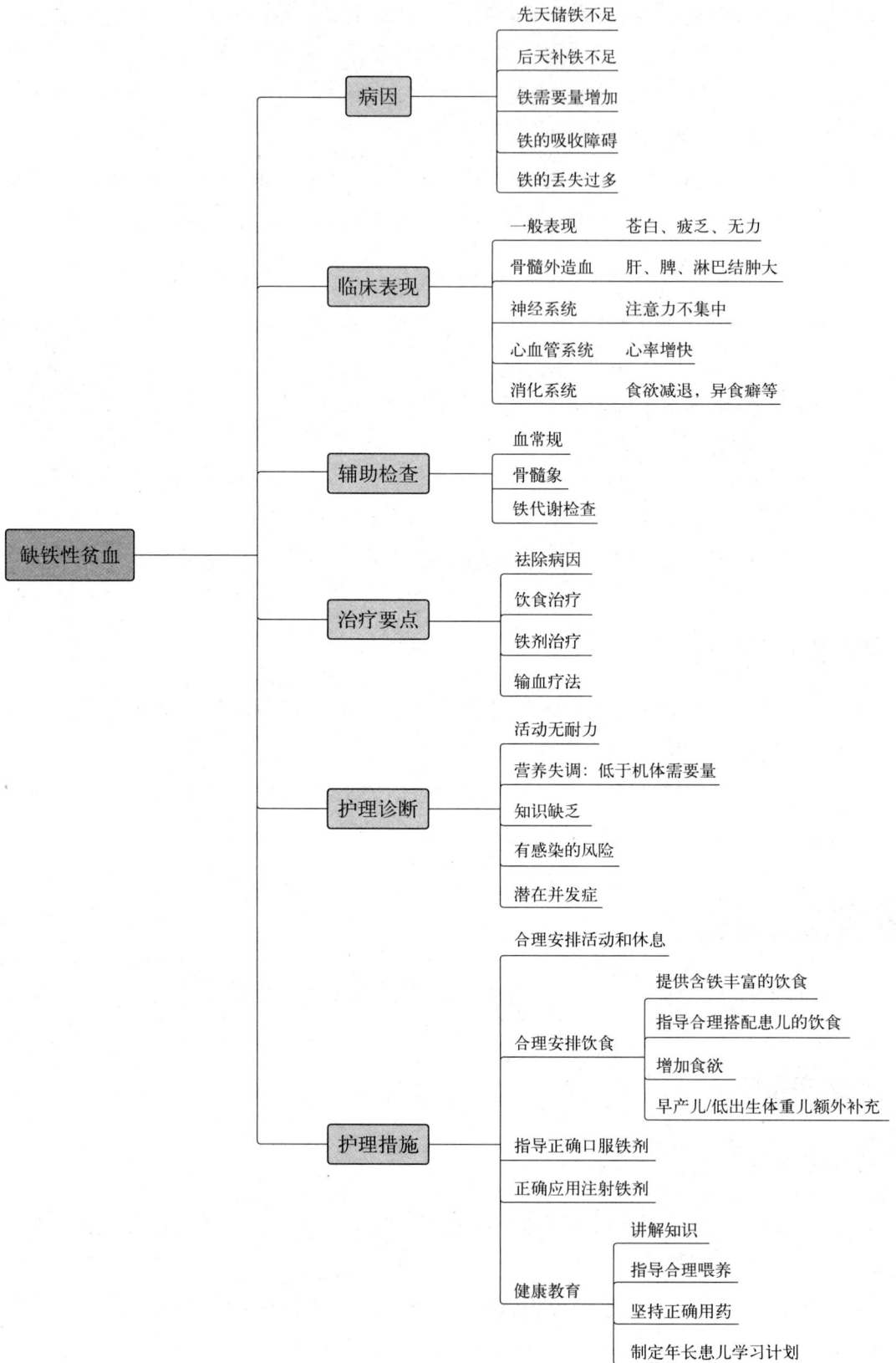

病因
- 先天储铁不足
- 后天补铁不足
- 铁需要量增加
- 铁的吸收障碍
- 铁的丢失过多

临床表现
- 一般表现 —— 苍白、疲乏、无力
- 骨髓外造血 —— 肝、脾、淋巴结肿大
- 神经系统 —— 注意力不集中
- 心血管系统 —— 心率增快
- 消化系统 —— 食欲减退，异食癖等

辅助检查
- 血常规
- 骨髓象
- 铁代谢检查

缺铁性贫血

治疗要点
- 祛除病因
- 饮食治疗
- 铁剂治疗
- 输血疗法

护理诊断
- 活动无耐力
- 营养失调：低于机体需要量
- 知识缺乏
- 有感染的风险
- 潜在并发症

护理措施
- 合理安排活动和休息
- 合理安排饮食
  - 提供含铁丰富的饮食
  - 指导合理搭配患儿的饮食
  - 增加食欲
  - 早产儿/低出生体重儿额外补充
- 指导正确口服铁剂
- 正确应用注射铁剂
- 健康教育
  - 讲解知识
  - 指导合理喂养
  - 坚持正确用药
  - 制定年长患儿学习计划

思维导图 5

未发现皮疹或黄疸。视力发育正常，耳朵外观正常，口腔内黏膜完好，乳牙尚未萌出。

精神状态一般，不活泼，面色苍白。呼吸平稳规律，心肺听诊未闻及异常杂音。腹部触诊，肝脾不大，腹部柔软，四肢肌张力正常。血常规检查，血红蛋白（Hb）浓度为 100g/L。

【学习任务】

1. 患儿可能出现了什么问题？
2. 如何提供有针对性的健康指导？

【思维引导】

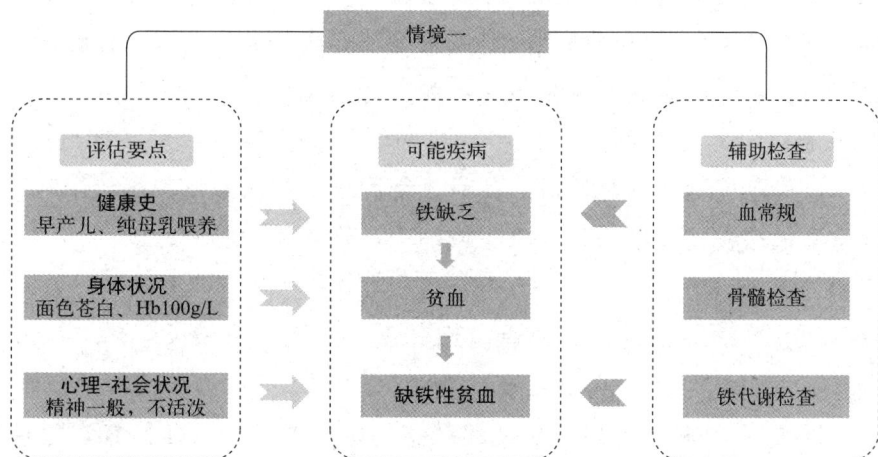

【任务实施】

一、护理评估

（一）健康史

了解母亲的孕产史，如母亲孕期有无严重贫血，是否有早产、双胎、多胎及胎儿出血等，评估患儿是否有先天性储铁不足；了解患儿的喂养方法和饮食习惯，有无按时添加含铁辅食，食物搭配是否合理，是否摄入动物性食品过少；年长儿是否挑食、偏食、厌食等；有无生长发育过快；有无消化道畸形、慢性腹泻、肠道寄生虫、吸收不良综合征、反复感染等慢性疾病；青春期少女需了解是否有月经量过多。

（二）身体状况

1. 一般表现　皮肤黏膜逐渐苍白，以唇、口腔黏膜和甲床较为明显，易疲乏，不爱活动，年长儿可诉头晕、耳鸣、眼前发黑等。体重不增或增长缓慢。

2. 髓外造血表现　肝、脾轻度肿大；年龄愈小、病程愈长、贫血愈重者，肝脾肿大愈明显，但肿大程度很少有超过中度者。淋巴结肿大较轻。

3. 非造血系统表现

（1）消化系统：食欲减退，少数有异食癖（嗜食泥土、煤渣、墙皮等），呕吐、腹泻、口腔炎、舌炎或舌乳头萎缩，严重者可出现萎缩性胃炎或吸收不良综合征等。

（2）神经系统：常有烦躁不安、易激惹或精神不振，注意力不集中，记忆力减退，学习成绩下降，多动，智力多较同龄儿低，语言、思维活动能力受影响而影响心理的正常发育。

（3）心血管系统：严重贫血时心率加快、心脏扩大，甚至发生心功能不全。

（4）其他表现：如皮肤干燥、毛发枯黄易脱落、反甲、易感染等。

（三）辅助检查

1. 血常规　血红蛋白量降低较红细胞计数减少明显，呈小细胞低色素性贫血。血涂片可见红细胞大小不等，以小细胞居多，中央淡染区扩大。网织红细胞正常或轻度减少。红细胞寿命缩短，白细胞、血小板一般无特殊变化。

2. 骨髓检查　显示增生活跃，以中、晚幼红细胞增生为主。各期红细胞均较小，细胞质含量少，染色偏蓝，细胞质成熟落后于细胞核。粒细胞系和巨核细胞系多无明显异常。骨髓铁染色检查显示细胞外铁减少或消失，铁粒幼细胞<15％。

3. 铁代谢的检查

（1）血清铁、总铁结合力和转铁蛋白饱和度：血清铁（SI）<10.7μmol/L，总铁结合力>62.7μmol/L，转铁蛋白饱和度（TS）<0.15，即可诊断缺铁性贫血。

（2）血清铁蛋白（SF）：是体内贮铁的敏感指标，铁减少（ID）期时已降低，在缺铁性红细胞生成（IDE）期和缺铁性贫血（IDA）期降低更明显。SF<16μg/L时提示缺铁。

（3）红细胞游离原卟啉（FEP）：红细胞内缺铁时FEP升高，当FEP>0.9μmol/L时提示红细胞内缺铁。

（四）心理-社会状况

评估患儿及家长的心理状态，对本病的病因及防护知识的了解程度，对健康的需求及家庭背景等。一些病情较重、病程较长的年长儿，由于体格、智能发育受到影响，不能与同龄儿童一样尽情玩耍、游戏，学习时注意力不集中，记忆力、理解力较差，学习成绩很难提高，这些都会造成患儿情绪改变，产生焦虑、抑郁、自卑、厌学等心理。对有异食癖的患儿，家长和社会往往不能正确对待，过多地责备，甚至歧视，会对患儿心理产生不良的影响。

二、健康指导

1. 宣教　母亲围生期贫血是婴幼儿发生缺铁性贫血的原因之一，因此应做好备孕妇女宣教，孕期体检注意监测铁储备、血红蛋白水平，饮食中添加富含铁及促铁吸收的食物，例如瘦肉、鱼肉、动物血、豆类、新鲜蔬菜水果等；积极做好孕中、晚期保健，避免发生早产、分娩意外引起失血过多；提高母亲对贫血的认知水平，从饮食理念、饮食行为、饮食态度等方面改善母亲喂养习惯。

2.辅食添加

（1）母乳中含有天然而丰富的营养物质，婴儿提倡母乳喂养，人乳含铁虽少，但吸收率高达50%，而牛奶中铁的吸收率仅为10%～25%。对于奶粉喂养的患儿，应选用铁强化配方奶粉。

（2）婴儿6个月后应逐渐减少每日奶类摄入量，按时添加含铁丰富的辅食或补充铁强化食品如铁强化米粉。动物肝脏、动物血、瘦肉、贝类、大豆及其制品等含铁量多，可根据患儿年龄进行相应补充。辅食添加时要做到循序渐进，由少到多，由稀到稠，由单一到多种，由细到粗，由软到硬。

3.定期对幼儿进行保健检查　筛查是发现IDA的有效手段，在幼儿3个月、6个月、9个月、12个月、18个月和24个月时带其到正规医院进行保健检查，及时发现幼儿是否缺乏铁元素，及时补铁，避免幼儿患营养性缺铁性贫血。

【知识链接】

含铁丰富的食物有哪些？

含铁多的食物包含动物肝脏、动物血制品、蔬菜和水果、海产品等。

1.动物肝脏　常见的有猪肝、牛肝、鸡肝、羊肝等，动物肝脏的铁含量都非常高。

2.动物血制品　血制品当中铁含量较为丰富，常见饮食中包含鸭血、猪血以及鸡血等。

3.蔬菜和水果　含铁量较多的蔬菜和水果包含菠菜、木耳、芹菜、龙眼、红枣、栗子、樱桃、菠萝、草莓等。

4.海产品　常见有蛤蜊、牡蛎、贻贝等，这类食物中含铁量高。

情境二

【临床案例】

明明14月龄时再次来医院就诊。主诉：因脸色渐苍白，不活泼，无发热及出血现象，未予以特殊处理。

体格检查：T 36.8℃，P 121 次/分，R 30 次/分，体重 7.1kg。身长 66cm。脸色苍白，皮肤、巩膜无黄染及出血点，双肺呼吸音清。

辅助检查：血常规提示 WBC $4.0×10^9$/L，淋巴细胞（LYM）39.5%，中间细胞（MID）3.7%，中性粒细胞（GRAN）56.8%，RBC $2.18×10^{12}$/L，Hb 47g/L，红细胞压积（HCT）15.3%。

诊断：营养性缺铁性贫血。

【学习任务】

1. 患者目前可能会存在哪些护理问题？
2. 对应的护理措施有哪些？

【思维引导】

患儿还未满 1 岁，处于快速生长发育的婴幼儿阶段，对铁元素的需求较大。因此提出营养失调：低于机体需要量及生长发育迟缓的护理诊断。由于贫血导致组织灌注量不足，有缺氧的风险，故提出活动无耐力的护理诊断。且患儿若活动量过大，可能会出现心力衰竭。另儿童缺铁性贫血是我国重点预防的四大疾病之一，应重点向家长做好相关的健康教育以预防此病出现。

【任务实施】

一、护理诊断/问题

1. 活动无耐力　与贫血致组织器官缺氧有关。
2. 营养失调　低于机体的需要量　与铁的供应不足、吸收不良、丢失过多或消耗增加有关。
3. 有感染的风险　与缺铁导致机体免疫功能低下有关。
4. 潜在并发症　心力衰竭。
5. 知识缺乏　家长及年长患儿缺乏营养知识和本病的防护知识。

二、护理措施

1. 休息与活动　轻、中度缺铁性贫血患儿，不必严格限制日常活动，但应避免剧烈运动，活动间歇充分休息，保证足够睡眠。对重度贫血的患儿，因血红蛋白明显减少造成组织缺氧，可有心悸、气短或活动后症状明显加重，所以应注意休息，特别是活动后出现心悸、气短的患儿应吸氧、卧床休息，减少氧耗。协助患儿的日常活动，应根据其活动耐力下降的情况来制订活动类型、强度、持续时间，有计划地将各项治疗、护理操作集中进行。

2. 合理安排饮食

（1）提供含铁量丰富的饮食：婴儿提倡母乳喂养，人乳含铁量虽少，但吸收率高达50％，而牛奶中铁的吸收率仅为10％ ～ 25％。对于奶粉喂养的患儿，应选用铁强化配方奶粉。婴儿6个月后应逐渐减少每日奶类摄入量，按时添加含铁量丰富的辅食或补充铁强化食品如铁强化米粉。动物肝脏、动物血、瘦肉、贝类、大豆及其制品等含铁量多，可根据患儿年龄进行相应补充。

（2）指导合理搭配患儿的饮食：维生素C、氨基酸、果糖可促进铁的吸收，可与铁剂或含铁食品同时进食；茶、咖啡、牛奶、蛋类、麦麸、植物纤维、草酸和抗酸药物可抑制铁的吸收，应避免与含铁食品同食。鲜牛奶必须加热处理后喂养婴儿，以减少过敏导致的肠出血。

（3）增加食欲：贫血患儿多缺乏食欲，婴幼儿更甚，所以应采取增加食欲的措施，如创造良好的进食环境，鼓励年长儿主动进食，经常更换饮食品种，注意色、香、味的调配，增添新鲜感；根据医嘱给患儿服用助消化药如胃蛋白酶、多酶片等，促进消化、增强食欲；进食前不做引起疲劳的活动或进行不愉快、引起疼痛和不适的检查、治疗及护理。

（4）早产儿体内总含铁量明显低于足月儿，故早产儿比足月儿更早发生铁耗竭。早产儿及低出生体重儿喂养时应注意从出生后4周开始对母乳喂养儿补充元素铁2mg/（kg·d），对配方奶喂养的婴儿补充元素铁1mg/（kg·d），直至1岁。

3. 指导正确应用铁剂，观察疗效与副作用

（1）口服铁剂：告知家长服用铁剂的正确剂量和疗程；药物应放在患儿不能触及的地方且不能存放过多，以免误服过量中毒。口服铁剂可致胃肠道反应如恶心、呕吐、腹泻或便秘、厌食、胃部不适及疼痛等，宜从小剂量开始，在两餐之间服用，以减少对胃肠道的刺激，并有利于铁的吸收。铁剂可与维生素C、果汁等同服，有利于吸收；忌与抑制铁吸收的食物同服。液体铁剂可使牙齿染黑，可用吸管或滴管服之。服用铁剂后，大便变黑或呈柏油样，停药后恢复，应向家长及年长儿说明，消除紧张心理。

（2）注射铁剂：注射铁剂可致局部疼痛、静脉痉挛、静脉炎等，应深部肌内注射，每次更换注射部位，减少局部刺激；也可引起荨麻疹、发热、头痛、关节痛，甚至过敏性休克，应注意观察。

（3）观察疗效：服用铁剂12～24h后临床症状好转，烦躁减轻，食欲增加。36～48h开始出现红系增生现象。2～3天后网织红细胞开始升高，5～7天达高峰，之后逐渐下降，2～3周后降至正常。1～2周后血红蛋白开始上升，一般3～4周后达正常水平。如服药3～4周仍无效，应查找原因，是否有剂量不足、制剂不良、导致铁不足的因素继续存在等。

（4）疗程：服用铁剂一般至血红蛋白达正常水平后2个月左右再停药，以补足铁的贮存量。

【知识链接】

营养性缺铁性贫血的三个时期

营养性缺铁性贫血从铁缺乏到贫血出现要经历 3 个时期，为铁减少期、缺铁性红细胞生成期、缺铁性贫血期等。

1. 铁减少期　或称隐性缺铁前期，特点为血清铁正常，骨髓储存铁减少，血清铁蛋白降低；

2. 缺铁性红细胞生成期　亦称隐性缺铁期，此期骨髓储存铁耗竭，血清铁蛋白降低更明显，运铁蛋白饱和度降低，红细胞游离原卟啉增多，但血红蛋白不降低；

3. 缺铁性贫血期　除上述改变外，血红蛋白降低，出现典型小细胞低色素性贫血及一些非血液系统表现。

【护理评价】

患儿倦怠乏力症状有无减轻，活动耐力是否增强。能否正确选择含铁量丰富的食物，合理安排患儿的饮食，并能正确服用铁剂。患儿治疗期间有无感染、心力衰竭等并发症。家长及年长患儿是否知道本病的发病原因，并主动配合治疗与护理。

【学以致用】

患儿，女，8 个月，因面色苍白伴精神不振 1 个月收住院。患儿为胎龄 34 周早产儿，出生后人工喂养，未添加辅食。

查体：精神萎靡，营养、发育较差，反应迟钝，皮肤、黏膜和甲床苍白，无出血点，前囟平坦，面积 1.5cm×1.5cm，心率 140 次/分，律齐，双肺无异常，腹软，肝肋下 3cm，脾肋下 2cm，质软。

血象：红细胞 $3.0×10^{12}/L$，血红蛋白 70g/L，外周血涂片见红细胞体积小、中央淡染区扩大。

结合案例请思考：

1. 该患儿最有可能的临床诊断。

2. 该患儿 3 个主要护理诊断。

3. 针对该患儿的护理措施有哪些？

扫一扫 获取答案

模块二 临床常见妇儿问题的护理 ➡️»

项目一 腹部疼痛的护理

任务一 妇科痛经患者的评估及护理

◎ 【任务目标】

1. **知识与技能目标** 明晰痛经患者的病因、临床表现及处理原则；能对痛经患者进行疾病护理及健康指导。

2. **情感态度与价值观目标** 有良好的沟通能力和保护女性隐私的意识，强化同理心；具有关爱女性、科学、严谨的工作态度。

【知识概要】

见思维导图 6。

情境一

【临床案例】

患者，女，林某，17 岁，2024 年 5 月就诊于我院妇科门诊。主诉：原发性痛经 4 年。

现病史：月经初潮 12 岁，初潮 1 年后月经逐渐规律，并开始痛经，行经天数 5～6 天，周期 30～35 日，量中，痛经（＋），视觉模拟评分法（VAS）评分 6 分，口服止痛药效果不佳，影响日常体育活动，无进行性加重，末次月经 5 月 8 日，因准备高考，希望缓解疼痛就诊。既往史体健，手术史（－），药物过敏史（－）。否认性生活史。

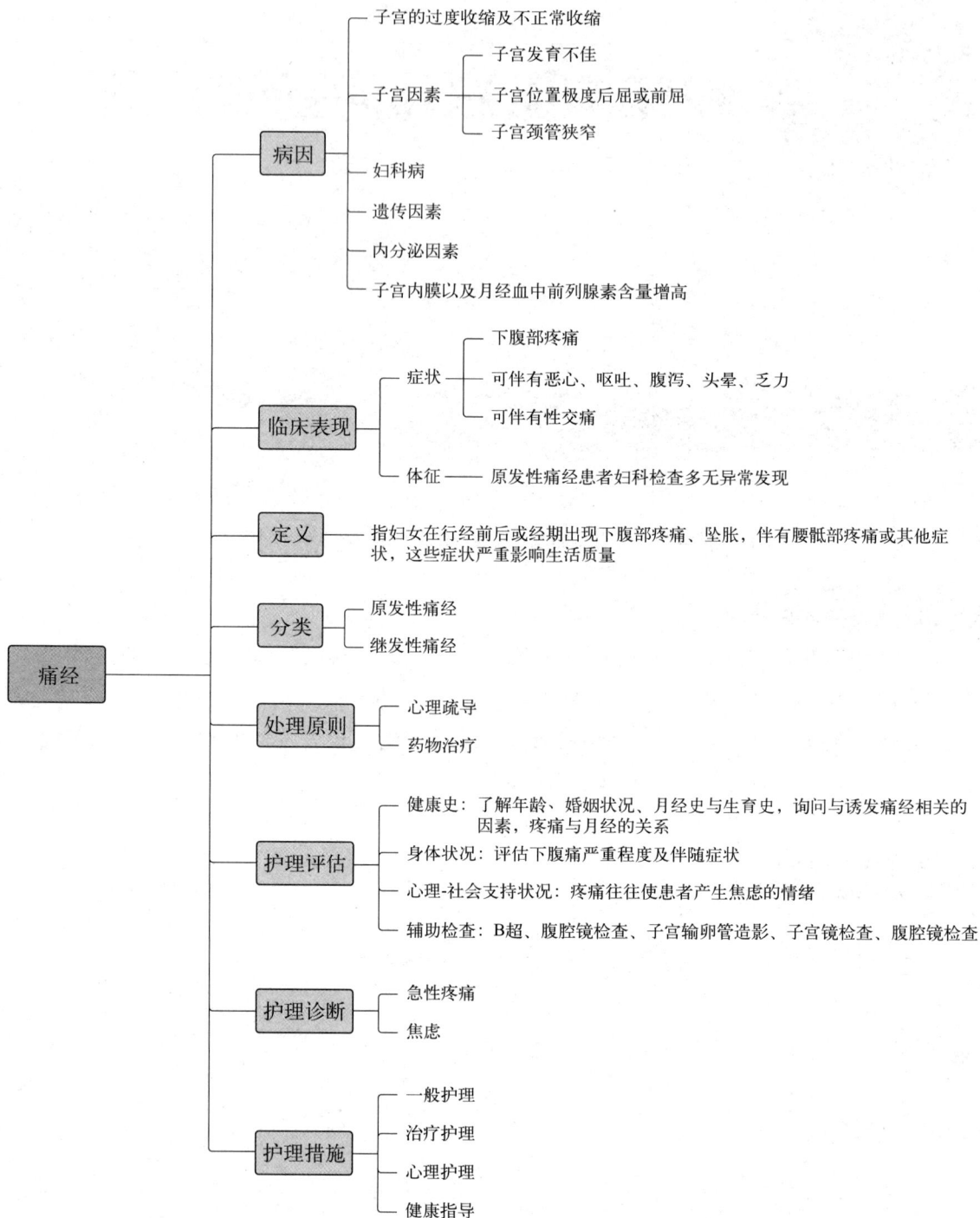

痛经

- 病因
  - 子宫因素
    - 子宫的过度收缩及不正常收缩
    - 子宫发育不佳
    - 子宫位置极度后屈或前屈
    - 子宫颈管狭窄
  - 妇科病
  - 遗传因素
  - 内分泌因素
  - 子宫内膜以及月经血中前列腺素含量增高
- 临床表现
  - 症状
    - 下腹部疼痛
    - 可伴有恶心、呕吐、腹泻、头晕、乏力
    - 可伴有性交痛
  - 体征 —— 原发性痛经患者妇科检查多无异常发现
- 定义 —— 指妇女在行经前后或经期出现下腹部疼痛、坠胀，伴有腰骶部疼痛或其他症状，这些症状严重影响生活质量
- 分类
  - 原发性痛经
  - 继发性痛经
- 处理原则
  - 心理疏导
  - 药物治疗
- 护理评估
  - 健康史：了解年龄、婚姻状况、月经史与生育史，询问与诱发痛经相关的因素，疼痛与月经的关系
  - 身体状况：评估下腹痛严重程度及伴随症状
  - 心理-社会支持状况：疼痛往往使患者产生焦虑的情绪
  - 辅助检查：B超、腹腔镜检查、子宫输卵管造影、子宫镜检查、腹腔镜检查
- 护理诊断
  - 急性疼痛
  - 焦虑
- 护理措施
  - 一般护理
  - 治疗护理
  - 心理护理
  - 健康指导

思维导图 6

家族史：其母亲自幼痛经，35 岁后诊断子宫腺肌病，痛经逐渐加重，现左炔诺孕酮宫内缓释系统治疗；其祖母亦有痛经。

【学习任务】

1. 在对患者进行护理评估时应关注哪些方面？
2. 应为患者安排哪些辅助检查？

【思维引导】

痛经是妇科最常见的症状之一，总发生率为 74%。护理评估应着重考虑月经史以及诱发痛经的相关因素，疼痛与月经的关系，疼痛发生的时间、部位、性质及程度，疼痛时伴随的症状以及自觉最能缓解疼痛的方法；身体状况包括评估下腹痛严重程度及伴随症状，注意倾听患者主诉，与其他原因造成的下腹部疼痛症状相鉴别；以及相应的心理状况，有无因反复疼痛所致的焦虑。

痛经患者中约有 90% 以上为原发性痛经，指生殖器官无器质性病变的痛经，青春期多见，常见于月经初潮后 1~2 年内，继发性痛经是由盆腔器质性病变如子宫内膜异位症、盆腔炎症引起的痛经。故在行辅助检查时需确定为原发性痛经还是继发性痛经，可行 B 超检查、腹腔镜检查、子宫输卵管造影、宫腔镜检查。

【任务实施】

护理评估

1. **健康史** 评估患者的一般情况。包括年龄、婚姻状况、月经史与生育史；询问诱发痛经的相关因素，疼痛与月经的关系，疼痛发生的时间、部位、性质及程度，是否服用止痛药，用药量及持续时间，疼痛时伴随的症状以及自觉最能缓解疼痛的方法和体位。

2. **身体状况** 评估下腹痛严重程度及伴随症状。注意与其他原因造成的下腹部疼痛症状相鉴别。

3. **心理-社会状况** 痛经引起小腹胀痛或腰酸的感觉，影响日常生活，患者往往会出现怨恨自己是女性的心理，认为来月经是"倒霉""痛苦"的，甚至出现神经质的性格。

4. **辅助检查** 通过检查排除继发性痛经和其他原因造成的疼痛。可行 B 超检查、腹腔镜检查、子宫输卵管造影、宫腔镜检查，排除子宫内膜异位症，子宫肌瘤，盆腔粘连、炎症、充血等疾病。腹腔镜检查是最有价值的检查方法。

【知识链接】

痛经等级划分

1级一般是指月经期或者月经期前出现轻微的下腹痛、下腹坠胀，部分患者会感到坐立不安，但可以坚持工作，无全身症状。

2级一般是指来月经期间或者月经期前后下腹部疼痛难忍，伴有冷汗淋漓，四肢厥冷，一般会影响到学习、工作和生活。

3级是指月经期或者月经期前后下腹部疼痛难忍，伴冷汗淋漓，四肢厥冷，并且腰部酸痛和恶心呕吐，需休息，一般止疼药难以缓解疼痛。

情境二

【临床案例】

体格检查：身高165cm，体重52kg，心肺查体未见异常（一），腹软，无压痛。

专科查体：外阴（一），肛查子宫前位，正常大小，质量中等，活动，无压痛，双附件未查及明显异常。

辅助检查：妇科超声检查示子宫前位，大小约61mm×42mm×41mm，形态规则，肌壁回声均匀。子宫内膜厚约5.9mm，未探及明显血流信号，左卵巢29mm×21mm×13mm，右卵巢31mm×23mm×16mm。肿瘤标志物未查。抗米勒管激素（AMH）未查。

初步诊断：原发性痛经。

【学习任务】

1. 请提出相应的处理原则。

2. 患者可能会存在哪些护理问题？

3. 对应的护理措施有哪些？

【思维引导】

心理疏导辅以药物治疗，常用药物有前列腺素合成酶抑制剂和避孕药等。因患者口服止痛药效果不佳，故复方口服避孕药和地屈孕酮均是可选择的药物，可以治疗痛经，副反应少，不抑制排卵，达到更好的治疗和预防效果。

考虑到痛经的疾病性质，可提出急性疼痛的护理诊断，由于反复疼痛致使患者出现焦虑的情绪，故提出相应的护理诊断——焦虑。

注意休息和经期卫生，给予相应指导；做好用药护理，向患者讲解可缓解疼痛的方法；为患者进行心理护理和健康指导。

【任务实施】

一、处理原则

首先为患者进行心理疏导。对疼痛不能忍受者可行药物辅助治疗。对于青春期痛经，临床多采用前列腺素合成酶抑制剂治疗，如布洛芬、酮洛芬、甲氯芬那酸、双氯芬酸、甲芬那酸、萘普生。月经来潮时即开始服用，连服 2～3 日，有效率约为 80%。有避孕要求的痛经妇女可使用口服避孕药，通过抑制排卵、抑制子宫内膜生长、减少月经血前列腺素含量缓解疼痛，有效率可达 90% 以上。

二、护理诊断

1. 急性疼痛　与月经期子宫收缩，子宫肌肉组织缺血缺氧有关。
2. 焦虑　与反复疼痛有关。

三、护理措施

1. 一般护理　多休息，避免劳累，适度锻炼，避免剧烈运动；鼓励正常进食；保持外阴的清洁干燥，注意经期卫生，经期禁止性生活。
2. 治疗护理　嘱患者腹部局部热敷和进食热的饮料，可缓解疼痛；药物治疗者做好用药护理，若每次经期习惯服用止疼药则应防止药物成瘾；需用麻醉药物来减轻疼痛时要严格遵医嘱给药。
3. 心理护理　要向患者说明月经期间轻度不适属于生理反应，消除其紧张和顾虑。
4. 健康指导　进行月经期保健教育，指导患者使用合适的减轻疼痛的非药物方法，如适当运动、听音乐。

【知识链接】

艾灸治疗痛经常用的穴位

1. 关元　为足三阴经与任脉交会穴，有升阳补气、调理冲任之功效。关元为小肠经之募穴，能汇聚小肠经气血并通利经脉，达到通则不痛的效果。该穴能益肾温补元阳，通调冲任二脉，行气活血止痛。

2. 子宫　为经外奇穴，最早见于《备急千金要方》卷五："胞下垂，注阴下，脱灸侠玉泉三寸（即子宫穴），随年壮三报。"即子宫可治疗子宫脱垂，可以起到通胞宫、化瘀滞、理气机、升下陷等作用，现代临床也常用其治疗痛经等疾病。

3. 三阴交　为足三阴（肝、脾、肾）经的交会穴，具有疏肝理气、养血调经之功效。

4. 足三里　为足阳明胃经的要穴，有主治腹部诸疼痛、理脾胃、调气血之功效。

5. 十七椎　第一胸椎为一椎，第五腰椎为十七椎，穴在其棘突下，故名十七椎。十七椎为经外奇穴，具有强腰补肾、主理胞宫的作用。该穴靠近子宫位置，针刺十七椎可发挥腧穴的近治作用，以治疗痛经。

【学以致用】

陆女士，33岁，G1P0，平素月经规则，量中等，无痛经。2年前行人工流产后出现痛经，且逐渐加重。妇科检查：子宫后倾固定，阴道后穹隆处可见紫褐色结节，触痛明显。

结合案例请思考：

1. 列出患者目前最可能的医疗诊断。
2. 简述相应的护理措施。

扫一扫 获取答案

任务二　异位妊娠患者的护理

【任务目标】

1. **知识与技能目标**　能描述异位妊娠的临床表现；能列举异位妊娠常见的病因并说出异位妊娠的病理转归；能根据异位妊娠患者治疗方式的不同有针对性地制订整理护理计划，能对异位妊娠患者进行健康指导。

2. **情感态度与价值观目标**　通过角色扮演，理解产妇的心理变化特点，尊重与关爱产妇。培养学生强烈的责任感和服务意识。

【知识概要】

见思维导图7。

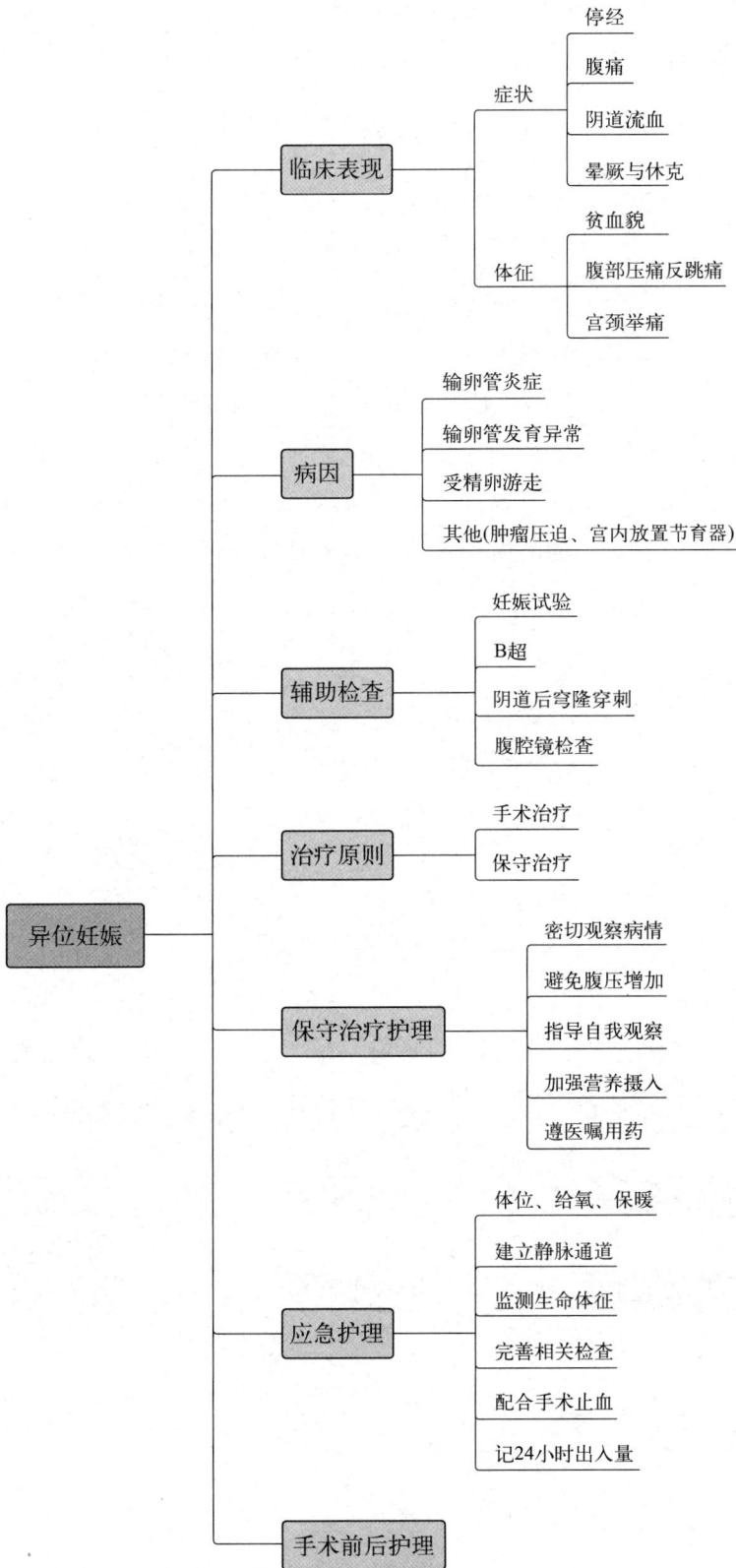

异位妊娠
├─ 临床表现
│   ├─ 症状
│   │   ├─ 停经
│   │   ├─ 腹痛
│   │   ├─ 阴道流血
│   │   └─ 晕厥与休克
│   └─ 体征
│   ├─ 贫血貌
│   ├─ 腹部压痛反跳痛
│   └─ 宫颈举痛
├─ 病因
│   ├─ 输卵管炎症
│   ├─ 输卵管发育异常
│   ├─ 受精卵游走
│   └─ 其他(肿瘤压迫、宫内放置节育器)
├─ 辅助检查
│   ├─ 妊娠试验
│   ├─ B超
│   ├─ 阴道后穹隆穿刺
│   └─ 腹腔镜检查
├─ 治疗原则
│   ├─ 手术治疗
│   └─ 保守治疗
├─ 保守治疗护理
│   ├─ 密切观察病情
│   ├─ 避免腹压增加
│   ├─ 指导自我观察
│   ├─ 加强营养摄入
│   └─ 遵医嘱用药
├─ 应急护理
│   ├─ 体位、给氧、保暖
│   ├─ 建立静脉通道
│   ├─ 监测生命体征
│   ├─ 完善相关检查
│   ├─ 配合手术止血
│   └─ 记24小时出入量
└─ 手术前后护理

思维导图 7

情境一

【临床案例】

患者周女士，27 岁，已婚，月经推迟 20 多天，近 3 天有少许阴道出血，右下腹部胀痛，来院就诊。

查体：T 36.8℃，P 90 次/分，BP 100/70mmHg，腹部平坦柔软，下腹部无明显压痛、反跳痛。询问病史，周女士不孕 5 年，半年前行腹腔镜下输卵管复通术，末次月经为 2024 年 2 月 24 日，5 天净，行经如前。近 3 天出现阴道出血，伴有下腹部疼痛 1 天，无明显恶心、呕吐等不适。妇科检查示阴道通畅，宫颈光滑，阴道内少量暗红色血液；子宫正常大小，略软，右侧附件可触及 2cm×3cm 大小块状物，有压痛。

周女士的丈夫很着急，询问医生周女士是不是怀孕了，为什么会有阴道出血。

【学习任务】

1. 周女士目前的症状和体征提示可能的疾病是？
2. 作为责任护士，入院后还应为患者安排哪些辅助检查？

【思维引导】

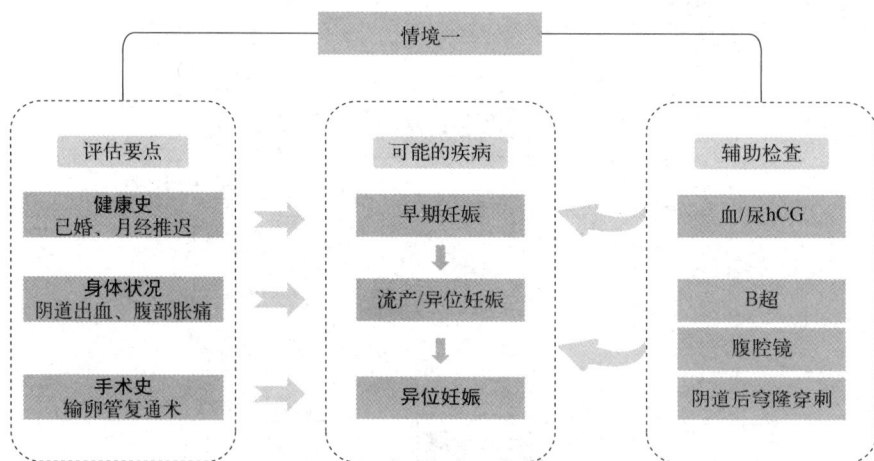

【任务实施】

护理评估

1. 健康史　询问月经史，了解月经是否规则，以准确推算停经时间；询问是否存在不孕、盆腔炎、放置宫内节育器、输卵管吻合术等高危因素。

2. **身体状况** 详细询问患者腹痛的性质、部位，有无压痛、反跳痛，是否以患侧明显；有无移动性浊音；阴道流血的情况；有无贫血貌及脉快细速、血压下降等失血症状；有无晕厥或休克征象；血凝后下腹是否可触及包块。

3. **心理-社会状况** 剧烈腹痛和急性大量内出血可使患者出现激烈的情绪反应，表现为无助、恐惧、悲伤及面临死亡的威胁；家属往往表现为极度焦虑与恐慌。

4. **辅助检查**

（1）hCG 测定：血/尿 hCG 测定是早期诊断异位妊娠的重要方法。异位妊娠时患者体内 hCG 水平较宫内妊娠低，注意连续、动态监测。

（2）B 超：是诊断异位妊娠必不可少的检查，可明确异位妊娠部位和妊娠囊大小。

（3）腹腔镜检查：是异位妊娠诊断的金标准，可以在确诊的同时行镜下手术治疗。

（4）阴道后穹隆穿刺：简单、可靠，适用于疑有腹腔内出血的患者。输卵管妊娠流产或破裂患者可抽出暗红色不凝血。

【知识链接】

宫颈举痛/宫颈摇摆痛

输卵管妊娠流产或破裂患者，阴道后穹隆饱满、有触痛。将患者宫颈轻轻上抬或向左右摇摆时引起患者剧烈疼痛，称为宫颈举痛或摇摆痛。此为输卵管妊娠的主要体征之一，是由于对腹膜的刺激加重所致。

情境二

【临床案例】

辅助检查显示周女士血 hCG 为阳性，B 超显示宫腔内无妊娠物，右侧附件区见妊娠囊及胎心搏动，妊娠囊直径 3cm，血 hCG 1800U/L，诊断为异位妊娠，遂收入院保守治疗。丈夫担心周女士安危，询问护士保守治疗期间应该注意什么。

【学习任务】

异位妊娠保守治疗期间的护理要点有哪些？

【思维引导】

保守治疗即使用药物治疗异位妊娠，常用药物为甲氨蝶呤，用药期间需要通过一些重要指标观察治疗效果及病情进展情况。此外，异位妊娠破裂出血时患者自觉症状明显，如腹痛加剧，肛门坠胀感等，因此需要指导患者保守治疗期间的自我观察要点。综上得出，保守治疗期间的护理要点主要包括以下几点。

1. 遵医嘱给药　甲氨蝶呤和中药。

2. 密切观察病情变化　如生命体征、血 hCG 水平、一般情况。

3. 对患者的指导　①卧床休息，避免使腹压增加的动作，如用力咳嗽、排便等；②摄取足够营养，尤其是富含铁蛋白的食物，多吃富含纤维素的食物；③自我观察，如有无腹痛加剧、肛门坠胀感等。

【任务实施】

一、护理诊断/问题

1. 潜在并发症　出血性休克。

2. 疼痛　与异位妊娠破裂有关。

3. 恐惧　与担心生命安危及不能再次妊娠有关。

二、护理措施

1. 手术治疗患者的护理

（1）抗休克的同时做好术前准备：去枕平卧，吸氧，开通静脉通路，做好输液、输血准备；遵医嘱及时、准确用药；迅速做好术前准备。

（2）病情监测：严密监测脉搏、呼吸、心率、血压以及面色、神志、尿量等的变化，及时发现休克征象。

（3）心理支持：介绍疾病治疗及手术过程，给予心理安慰；帮助术后患者正视现实，以健康心态积极配合治疗，以利早日康复。

2. 非手术治疗患者的护理

（1）遵医嘱用药：注意观察药物疗效和毒副反应，发现异常情况时及时汇报医师；遵医嘱对症处理化疗药物引起的反应，指导患者休息与饮食。

（2）密切观察病情变化：加强对生命体征、血 hCG 及一般情况的观察。

（3）对患者的指导：①卧床休息，避免使腹压增加的动作，如用力咳嗽、排便等，减少异位妊娠破裂的机会；②摄取足够营养，尤其是富含铁蛋白的食物，多吃富含纤维素的食物；③自我观察，如有无腹痛加剧、肛门坠胀感等。

情境三

【临床案例】

保守治疗取得了较好效果，但周女士情绪低落，既担心再难怀孕，又担心再次异位妊娠。

【学习任务】

作为责任护士，你该如何给周女士进行心理疏导呢？

【思维引导】

案例中周女士不孕 5 年，5 年后终于怀孕却是异位妊娠，术后周女士再次妊娠的愿望很强烈，但异位妊娠的经历必定会给她和丈夫带来不小的压力，因此在心理护理上，既要重视对于异位妊娠术后恢复和保健的指导，也要做到与周女士共情，通过正向案例分享，给予周女士信心和希望。

【任务实施】

心理护理。

① 介绍异位妊娠的相关知识，增强患者自我保健意识；注意外阴部清洁卫生，增强营养。

② 指导患者积极预防、治疗盆腔炎症，尽量避免异位妊娠的诱因。

③ 帮助患者树立正常妊娠的信心，指导再次妊娠及时就医。

📖【学以致用】

王女士，29 岁，结婚 5 年，夫妇同居，未避孕，从未怀孕过，平素月经周期规律，现停经 44 天，在抬举重物时突感右下腹剧烈疼痛伴阴道点滴出血半天。体检：BP 13.3/6.7kPa（100/50mmHg），白细胞总数 9.5×10^9/L。妇科检查见阴道内有少许暗红色血，宫颈举痛明显，阴道后穹隆饱满。

结合案例请思考：

1. 该患者最可能的诊断是什么？

2. 针对患者目前的症状和体征，应采取的紧急护理措施有哪些？

扫一扫 获取答案

项目二 腹部包块患者的护理

任务 宫颈癌患者的护理

⊙ 【任务目标】

1. 知识与技能目标 能对宫颈癌患者进行疾病护理及健康指导；能独立完成妇科肿瘤患者的护理观察和健康教育。

2. 情感态度与价值观目标 有强烈的责任感、良好的团队合作精神和服务意识；具有热爱生命、关心患者、热爱本职工作的道德情感。

💡 【知识概要】

见思维导图 8。

📋 情境一

【临床案例】

患者张某，女性，50 岁，G2P2，阴道不规则流血流液 2 个月。

月经史：平素月经规则，13 岁月经初潮，行经天数 2～3 天，周期 28～30 天，量少，无血块，无痛经史，末次月经 2022 年 12 月 3 日，量少，淋漓不尽。

现病史：2 个月前阴道不规则流血，量少，淋漓不尽，伴流液增多，臭，1 个月前出现性交后出血，量少，色鲜红，无腹痛。2018 年曾以"子宫颈癌"收治入院。自发病以来人渐消瘦，纳差，大小便正常。

体格检查：T 37.6℃，P 86 次/分，R 20 次/分，BP 112/78 mmHg，一般情况可，全身淋巴结未触及肿大，心肺（一），肝脾未触及。妇科检查示外阴发育良好，阴道通畅，内见少量暗红色血迹，宫颈上唇有Ⅰ度糜烂样改变，子宫正常大小，质地中等，无压痛，双附件（一）。

辅助检查：2018 年人乳头状瘤病毒（HPV）检测报告单提示 HPV16 型及其他高危 12 型阳性。2023 年 1 月 29 日宫颈组织病理报告提示高级别鳞状上皮内病变，宫颈液基细胞学检查报告提示高级别鳞状上皮内病变。

宫颈癌

- 发病相关因素
  - 不洁性生活史和婚育史
  - 生殖道病毒感染
  - 其他：经济状况、种族、地理等因素

- 病理
  - 好发部位：宫颈外口鳞-柱状上皮交界处
  - 发展过程：不典型增生(癌前病变)、原位癌、浸润癌
  - 类型
    - 鳞癌：75%～80%，以外生型最常见
    - 腺癌：20%～25%，以黏液腺癌最常见

- 转移途径
  - 直接蔓延：直接蔓延至阴道壁
  - 淋巴转移
  - 血行转移：发生在晚期

- 临床表现
  - 阴道流血：接触性阴道流血
  - 阴道排液：白色或血性稀薄淘米水样，有腥臭味
  - 晚期症状：尿频、尿急、便秘、下肢肿痛，贫血、恶病质

- 处理原则
  - 手术和放疗为主
  - 化疗为辅

- 护理评估
  - 健康史：一般情况、月经史、婚育史、性生活史、既往史、家族史等
  - 身体状况
    - 症状
      - 阴道流血
      - 阴道排液
      - 疼痛等晚期症状
    - 体征
      - 早期
      - 内生型
      - 外生型
      - 晚期
    - 临床分期
      - Ⅰ期：癌肿局限于子宫颈
      - Ⅱ期：癌肿超越子宫颈，侵犯阴道，但未达阴道下1/3，侵犯子宫旁，但未达骨盆壁
      - Ⅲ期：癌肿蔓延至骨盆壁和(或)侵犯阴道下1/3和(或)引起肾盂积水或肾无功能
      - Ⅳ期：癌肿已扩散至骨盆外和(或)已浸润膀胱黏膜及直肠黏膜
  - 心理、社会支持状况
  - 辅助检查
    - 妇科常规检查：阴道窥器、双合诊、三合诊
    - 宫颈刮片细胞学检查：主要筛查、诊断方法
    - 阴道镜检查
    - 宫颈及宫颈活组织检查：确诊宫颈鳞状上皮内病变和宫颈癌最可靠的方法
    - 子宫颈锥形切除术
    - 其他检查：胸部X线、淋巴造影、膀胱镜检、直肠镜检等

- 护理诊断
  - 恐惧
  - 有感染的风险
  - 排尿障碍

- 护理措施
  - 一般护理
  - 病情观察
  - 辅助检查护理配合
  - 治疗护理
  - 心理护理
  - 健康指导

入院后诊断"子宫颈癌",于 2023 年 2 月 23 日行宫颈利普术,提示宫颈 4 点～6 点浅表浸润性鳞状细胞癌,浸润宽度 2mm,浸润深度 2.2mm,累及纤维间质切缘,距离宫颈管切缘小于 1mm。余为高级别鳞状上皮内病变累及腺体。

患者得知病情后十分愤怒,一直怀疑医生的诊断错误。

【学习任务】

1. 作为责任护士,在对患者进行护理评估时应关注哪些方面?入院后还应为患者安排哪些辅助检查?

2. 请判断患者宫颈癌临床分期。

3. 责任护士应如何进行心理-社会状况评估?

【思维引导】

健康史:宫颈癌是女性生殖系统最常见的恶性肿瘤,高发年龄为 50～55 岁,责任护士将患者收治入院后需进行护理评估,首先需要进行一般情况的评估,其次评估病因,多因素综合评估,如月经史、既往史、家族史等,尤其要注意患者的婚育史、性生活史以及有无与高危男子性接触的病史,倾听患者的主诉,年轻患者往往主诉月经周期与经量异常,老年患者常主诉绝经后不规则阴道流血,注意识别与发病有关的高危因素及高危人群。

身体状况:早期患者一般无自觉症状,多因普查子宫颈刮片异常而发现。随病程进展患者出现典型的临床症状,表现为点滴样出血或接触性出血。出血量增多或出血时间延长均可致贫血;当恶性肿瘤穿透邻近器官壁时可形成瘘管;晚期患者则出现消瘦、贫血、发热等全身衰竭症状。

辅助检查:首先可通过宫颈刮片细胞学检查对宫颈病变进行筛查和诊断。其次宫颈癌的诊断应有活体组织检查(活检)结果证实。如病变部位肉眼观察不明显,可用碘试验、涂抹 3% 或 5% 醋酸或在阴道镜下提示活检部位。阴道镜对发现宫颈癌前病变、早期宫颈癌、确定病变部位有重要作用,可提高活检的阳性率。临床上怀疑膀胱或直肠受侵袭的患者应对其进行相应腔镜(膀胱镜、直肠镜)检查。没有条件的单位应转上级医院诊治。

根据国际妇产科联盟(International Federation of Gynecology and Obstetrics,FIGO)2018 年的分期标准(表 2-1),临床分期应在治疗前进行,治疗后不再更改。早期子宫颈癌患者常无明显症状和体征,随病变发展可出现相应表现:Ⅰ期癌灶局限于宫颈;Ⅱ期癌灶已超越宫颈,但未达盆壁,癌累及阴道,但未达阴道下 1/3;Ⅲ期癌灶扩散至盆壁和(或)累及阴道下 1/3,导致有肾盂积水或肾无功能;Ⅳ期癌播散超出真骨盆或癌浸润膀胱黏膜或直肠黏膜。案例中的张某癌灶局限于宫颈，并未发生转移，通过对照表 2-1 发现，其间质浸润深度≤3mm，临床分期符合 Ⅰ A1 期。

恶性肿瘤患者要接受既成事实需要过程，需要经历震惊否认期、愤怒期、协议期、忧郁期、接受期。肿瘤患者心理负担往往很重，在护理上应针对患者的性格特点，给予更多的关怀与体贴。以上五个分期是一般肿瘤患者的心态变化，具体需要结合患者自身的心理状态和接受度。

表 2-1　子宫颈癌的临床分期（FIGO，2018）

分期	描述
Ⅰ期	癌灶局限于宫颈
Ⅰ A	镜下浸润癌，浸润深度≤5mm
Ⅰ A1	间质浸润深度≤3mm
Ⅰ A2	间质浸润深度＞3mm 且＜5mm
Ⅰ B	癌灶局限于宫颈，肿瘤浸润深度＞5mm(超过 Ⅰ A 期)
Ⅰ B1	间质浸润深度＞5mm，癌灶最大径线＜2cm
Ⅰ B2	癌灶最大径线＞2cm 且＜4cm
Ⅰ B3	癌灶最大径线＞4cm
Ⅱ期	肿瘤超越子宫，但未达阴道下 1/3 或未达骨盆壁
Ⅱ A	肿瘤侵犯阴道上 2/3，无宫旁浸润
Ⅱ A1	癌灶最大径线＜4cm
Ⅱ A2	癌灶最大径线＞4cm
Ⅱ B	有宫旁浸润，但未达骨盆壁
Ⅲ期	肿瘤累及阴道下 1/3，和(或)达到骨盆壁，和(或)引起肾盂积水或肾无功能，和(或)累及盆腔和(或)腹主动脉旁淋巴结
Ⅲ A	肿瘤累及阴道下 1/3，但未达到骨盆壁
Ⅲ B	肿瘤扩展到骨盆壁，和(或)引起肾盂积水或肾无功能(除非已知由其他原因所引起)
Ⅲ C	不论肿瘤大小和扩散程度，累及盆腔和(或)腹主动脉旁淋巴结(包括微转移)
Ⅲ C1	仅盆腔淋巴结转移
Ⅲ C2	腹主动脉旁淋巴结转移
Ⅳ期	肿瘤侵犯膀胱黏膜或直肠黏膜(活检证实)，和(或)超出真骨盆(泡状水肿不分为Ⅳ期)
Ⅳ A	侵犯骨盆邻近器官
Ⅳ B	远处转移

【任务实施】

护理评估

1. 健康史 评估患者的一般情况，包括年龄、职业、文化程度、饮食、经济状况、月经史、婚育史、性生活史、既往史、家族史等，尤其注意与宫颈癌发病相关的高危因素。患者出现接触性阴道出血、绝经后阴道不规则流血史或异常排液等情况应予以重视。

2. 身体状况

（1）症状：早期多无明显症状，多于妇科普查发现。

① 阴道流血：部分患者早期主要表现为接触性阴道出血。出血量的多少、时间早晚与宫颈癌的病理类型有关，外生型出血量多、时间早，内生型出血时间较晚。年轻患者表现为经量增多、经期延长，绝经后患者常表现为不规则阴道流血。

② 阴道排液：多数宫颈癌患者表现为阴道排液增多，呈白色、血性水样或淘米水样的腥臭味液体，患者常因误认为炎症而延误治疗；晚期可出现大量夹杂坏死组织的米汤样或脓性阴道排液。

③ 疼痛等晚期症状：晚期患者可出现腰骶部、下腹及下肢疼痛；肾盂积水、尿毒症、贫血、恶病质等全身衰竭症状。

（2）体征：早期宫颈癌患者局部无明显异常，肉眼观察较难与宫颈炎、宫颈上皮内瘤变相鉴别。随着病情进展，根据不同类型，患者可出现不同体征，如外生型癌组织向宫颈表面生长，可呈现息肉状、乳头状、菜花状赘生物，质脆，触之易出血；内生型癌组织向宫颈管内生长，可表现为宫颈肥大、质硬，宫颈管膨大如桶状。晚期患者由于癌组织坏死脱落，形成溃疡或空洞，癌肿浸润阴道可致阴道变硬、有赘生物；浸润宫旁，可致宫旁组织增厚、变硬；浸润子宫腔时表现为"冰冻"骨盆。

3. 辅助检查

（1）宫颈刮片细胞学检查：是宫颈病变主要筛查、诊断方法。已婚妇女应每1～2年常规行此项检查，可选用传统巴氏涂片或液基薄层细胞学检查。病理细胞学检查报告形式包括巴氏分类法和 TBS 分类系统。

（2）宫颈碘试验：用棉签将碘溶液涂于宫颈和阴道穹隆、阴道壁，观察碘染色程度，正常宫颈上皮内含糖原，可被碘溶液染为棕色；不着色区糖原缺乏，表示可能有病变，在不着色区取材活检，以提高诊断率。

（3）宫颈及宫颈管活组织检查：是确诊宫颈癌及癌前病变的可靠方法。选择宫颈鳞-柱状上皮移行带 3、6、9、12 点处或肉眼可见可疑病灶处取病变组织送检。

（4）子宫颈锥形切除术：适用于宫颈刮片细胞学检查结果多次阳性，且宫颈组织活检阴性者，或活检为原位癌需确诊者。

（5）其他检查：确诊后进一步进行胸部 X 线检查、淋巴造影、膀胱镜检、直肠镜检等，以帮助确定临床分期。

4. 临床分期　临床分期见表 2-1 和图 2-1。

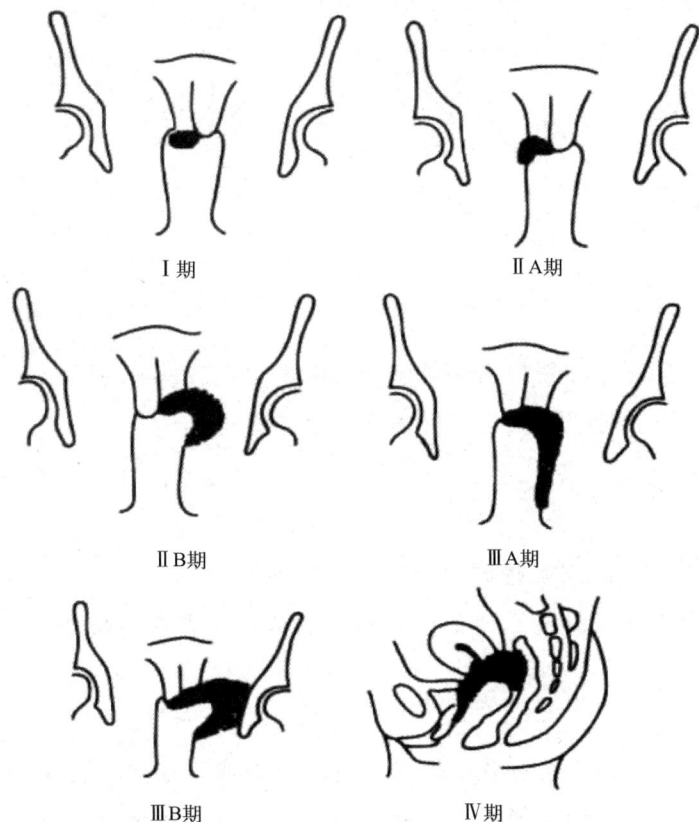

图 2-1　子宫颈癌临床分期示意图

5. 心理-社会状况　早期宫颈癌患者多在体检中被发现，确诊早期可表现出震惊、否认，继而愤怒、忧郁，因惧怕疼痛和死亡，迫切要求治疗，以减轻痛苦、延长寿命。患者可能因出现接触性出血、阴道排液无法正常性生活而担心被丈夫遗弃；惧怕手术、担心治疗费用而无法正常配合治疗。家属得知患者的情况后可能会因无法正视问题及有效与患者交流而采取隐瞒、回避等做法。

【知识链接】

宫颈癌疫苗

目前国内上市的人乳头状瘤病毒（HPV）疫苗包括三类：二价、四价和九价。具体选择何种疫苗需要根据预防亚型种类、适合接种年龄、接种价格、不良反应等多方面因素进行综合评估。

二价 HPV 疫苗可预防高危型 HPV16、HPV18 感染引起的宫颈癌，适用于 9～45 岁女性，能预防 70％以上的宫颈癌。四价疫苗在二价疫苗的基础上覆盖了低危型 HPV6、HPV11 两种亚型病毒，适用于 20～45 岁女性，可预防约 80％的宫颈癌和 90％的尖锐湿疣。九价 HPV 疫苗适用于预防 HPV16、18、31、33、45、52、58 引起的宫颈癌，也可预防 HPV6、HPV11 感染引起的尖锐湿疣，适用于 16～26 岁女性，能预防约 90％以上的宫颈癌和约 90％的尖锐湿疣。

情境二

【临床案例】

入院后经相关检查，诊断为宫颈癌 I A1 期，于 2023 年 3 月 11 日在全身麻醉下行腹腔镜下次广泛全子宫切除＋双侧附件切除＋盆腔淋巴结清扫术。

【学习任务】

1. 患者术前可能会存在哪些护理问题？
2. 对应的护理措施有哪些？请为患者做好病情观察和术前护理。

【思维引导】

考虑到患者年龄较大、消瘦及身体虚弱可提出生活自理能力缺乏的护理诊断，由于宫颈癌致使患者出现长期阴道流血、免疫力降低，故提出相应的护理诊断——有感染的风险。

肿瘤是一种消耗性疾病，营养不良可致使蛋白质和维生素不足，能明显降低麻醉和手术耐受性，影响创口愈合，且易出现肺部或创口感染，因此，术前应尽可能补充营养，加强营养。术前练习深呼吸、咳嗽、咳痰等动作，对于剖胸、开腹手术后需要深呼吸者很重要，有助于减少术后肺部并发症。多数患者不习惯在床上大小便，也要进行适应性训练。术前协助做好手术区域和全身皮肤清洁，避免术后切口感染，如除去手术区域毛发、污垢，修剪指（趾）甲，更换清洁衣裤。注意避免受凉感冒。如发热或妇女月经来潮等，应告知医生推迟手术。

【任务实施】

一、护理诊断/问题

1. 生活自理能力缺乏　与体弱无力有关。
2. 有感染的风险　与阴道流血、机体免疫力低下有关。

二、护理措施

1. 生活护理

（1）饮食护理：根据患者营养状况为其进行个体化指导，饮食多样化以满足患者机体需要，维持体重平衡。

（2）清洁护理：保持病室空气新鲜，注意通风换气；协助患者勤擦身，保持皮肤清洁，更换衣服，保持床单整洁；指导患者勤换会阴垫，每天会阴护理 2 次，便后保持外阴清洁干燥。

2. 术前护理　指导并教会患者呼吸、排尿排便习惯的锻炼，以适应术后卧床时生活习惯的改变。密切关注患者体温，阴道流血量、颜色，阴道排液情况，及时发现感染征象，并遵医嘱给予抗生素。

（1）术前 3 日进流食，术前 1 日禁食。指导患者日常生活中注意气温变化，及时增减衣物，防止受凉。

（2）术前每日擦洗 2 次会阴，指导患者勤换会阴垫，保持清洁干燥。

（3）术前 3 日用碘伏溶液擦洗消毒宫颈及阴道，若患者因菜花状赘生物有活动性出血可用消毒纱条填塞止血，动作要轻柔，慎防癌肿破裂大出血。填塞纱条的数量、时间等情况要做好记录，注意按时取出或更换。

（4）术前 1 日行腹部外阴备皮，手术前夜行清洁灌肠。

（5）手术当日做好麻醉前用药等护理。

情境三

【临床案例】

手术顺利，于 3 月 11 日上午 11：30 返回病房，术中留置腹腔负压引流管及导尿管各一根，妥善固定，引流通畅。

根据医嘱按全身麻醉术后常规一级护理，禁食 3 天，记 24h 腹腔引流量，并给予阿莫西林克拉维酸钾、丙氨酰谷氨酰胺注射剂、转化糖电解质、维生素 C、氯化钠羟乙基药物治疗，每小时测血压，连续测量六次，血压平稳后停止测量，吸氧 4h，氧流量 2L/min。手术当日腹腔引流量为 100mL。

于 3 月 11 日停全身麻醉术后一级护理，改妇科常规二级护理。3 月 12 日腹腔引流量为 173mL。3 月 13 日腹腔引流量为 212mL，遵医嘱改流质饮食。3 月 14 日腹腔引流量为 158mL。

【学习任务】

1. 患者目前存在哪些护理问题？
2. 对应的护理措施有哪些？

【思维引导】

由于患者年龄较大，消瘦且身体虚弱，手术切口、腹腔引流管、持续留置导尿管均可导致机体免疫力低下，可提出相应的护理诊断——有感染的风险。宫颈癌根治手术范围大，可出现伤及膀胱周围神经的情况，故提出相应的护理诊断——排尿障碍。癌症患者往往会出现恐惧心理，担心治疗效果与预后效果，故提出相应的护理诊断——焦虑。

术后需禁食，对于有导尿管、引流管的患者要保持其通畅，注意个人卫生，会阴要保持清洁干燥，护士需进行病情观察，协助患者进行术后康复；心理护理方面应针对其性格特点，给予更多的关怀与体贴。

【任务实施】

一、护理诊断/问题

1. 有感染的风险　与阴道流血、手术创伤、机体免疫力低下有关。
2. 排尿障碍　与手术治疗导致膀胱张力下降有关。
3. 焦虑　担心疾病预后。

二、护理措施

1. 术后护理

（1）术后 3 日禁食，通过静脉补充营养维持机体需要。

（2）术后保持导尿管、盆腔引流管通畅，通常遵医嘱术后 48～72h 拔除引流管，术后 7～14 日拔除导尿管。留置导尿管期间及便后需进行外阴擦洗。

2. 病情观察

（1）护理查房观察：患者出现阴道流血量增多或阴道排液有异味、有尿潴留和血尿时应及时报告医生；观察患者有无腹部、会阴、腹股沟等处疼痛，以及下肢水肿等回流障碍。

（2）术后观察：术后观察引流管、导尿管是否通畅，观察引流液及尿液的量和性状，术后观察阴道残端有无流血情况，下肢有无肿胀、疼痛等下肢回流障碍或血栓形成的征兆。

3. 协助术后康复　拔除导尿管前 3 日夹管，每 2h 开放一次，定时间断放尿以训练膀胱功能，促使患者恢复正常排尿功能。拔管后 1～2h 嘱其自行排尿 1 次；若不能自解应及时处理，必要时重新留置导尿管。拔导尿管后 4～6h 测残余尿量，若＞100mL 则需继续留置导尿管；若＜100mL 则每日测 1 次，2～4 次均＜100mL 即表明膀胱功能已恢复。亦可采用肌电生物反馈治疗仪预防和治疗术后尿潴留，以促进膀胱功能恢复。

4. 心理护理　为患者提供表达内心感受和了解疾病情况的机会，用通俗易懂的语言与患者沟通，用科室治愈的实例提高患者战胜疾病的信心，减轻其恐惧心理，以积极配合诊疗和护理。

【知识链接】

HPV 疫苗接种注意事项

接种前 15 天内最好不要用抗生素；接种新冠/狂犬/流感疫苗均需间隔 15 天；前 3 天避免饮酒，清淡饮食；接种前 3 个月内避免输注免疫球蛋白或血液制品；尽量避开月经期。

情境四

【临床案例】

3 月 14 日，护理查体：T 37.4℃，P 84 次/分，R 19 次/分，BP 110/77mmHg，腹部伤口敷料清洁、干燥；留置导尿管通畅，尿色、尿量正常；留置盆腔引流管通畅，今日上午 8：00 至下午 3：00 有暗红色引流液共计 15mL，予以拔管；留置静脉镇痛泵导管通畅。全身皮肤完好，双下肢活动自如。

3 月 17 日，护理查体：T 37.3℃，P 85 次/分，R 20 次/分，BP 114/76mmHg，腹部伤口敷料清洁、干燥；留置导尿管已拔除。

3 月 20 日，护理查体：T 37.2℃，P 83 次/分，R 18 次/分，BP 113/75mmHg，腹部伤口敷料清洁、干燥，切口无渗液，无红、肿、热、痛；自主排尿通畅。

经系统综合治疗，该患者病情稳定，医嘱予出院。

【学习任务】

作为责任护士，请对患者进行出院宣教。

【思维引导】

在对患者进行健康宣教前需全面评估患者对宫颈癌疾病相关知识的了解情况、存在的顾虑以及想要了解的问题等，根据评估结果制定相应的健康指导方案，内容包括开展预防宫颈癌知识宣教、医护人员应鼓励患者及家属共同参与出院后的康复锻炼计划制订、术后半年内禁止性生活等。

【任务实施】

出院健康宣教。

（1）开展预防宫颈癌知识宣教，讲解宫颈癌发病高危因素，以及保护生殖道、避免病毒等感染的重要性，讲解定期做妇科检查、宫颈刮片细胞学检查对早发现、早诊断、早治疗的重要性，提升接受子宫颈癌筛查和预防性传播疾病的自觉性。

（2）医护人员应鼓励患者及家属共同参与出院后的康复锻炼计划制订。讲解定期随访的重要性，出院后 1 个月首次随访，以后每 2～3 个月复查 1 次；第 2 年，每 3～6 个月复查 1 次；第 3～5 年，每半年复查 1 次；第 6 年开始每年复查 1 次。

（3）告知患者术后半年内禁止性生活。除全面体检外，还应定期行胸部 X 线和血常规检查。告知患者和家属出现症状时要及时复查。鼓励患者积极参加社交活动，树立信心。

【学以致用】

王某，女，40 岁，自诉宫颈糜烂多年，近 2 个月有白带中带血。检查：宫颈肥大、质硬、Ⅱ度糜烂，接触性出血，宫颈管如桶状，子宫正常大小，活动性好，无宫旁增厚、压痛。双附件未触及异常。行宫颈细胞学涂片检查结果为Ⅳ级。心理紧张、恐惧。

结合案例请思考：

1. 患者最终确诊应行何种检查？
2. 作为护士如何给患者做心理护理？

扫一扫 获取答案

项目三　阴道异常出血的护理

任务一　异常子宫出血患者的护理

【任务目标】

1. 知识与技能目标　明晰异常子宫出血（AUB）患者的临床表现、辅助检查以及护理诊断；掌握基础体温测定、记录和解读；能对异常子宫出血患者进行护理及健康指导。

2. 情感态度与价值观目标　能够在护理评估和护理操作过程中表现出尊重患者、爱护患者的情感；具有热爱生命、关心患者、热爱本职工作的道德情感。

【知识概要】

见思维导图 9。

情境一

【临床案例】

患者张某，女，17 岁，因"月经紊乱 4 年，阴道不规则出血伴乏力 1 月余"于 2024 年 7 月 19 日入院。前次月经为 2024 年 2 月 23 日，行经 5 天。末次月经为 2024 年 6 月 12 日，量多，伴血块，色暗红，无腹痛，服云南白药止血，效果欠佳，淋漓不尽至今。阴道出血时多时少，近 1 个月出现头晕、乏力，不伴黑矇。

既往史：无高血压、糖尿病、血液病等病史。

月经、婚育史：月经周期及月经期均无规律，13 岁初潮，经期 5～40 天，月经周期 30～120 天，无痛经，经量时多时少。未婚，无性生活史。

入院诊断：①月经紊乱原因待查，青春期排卵障碍型异常子宫出血？②中度失血性贫血。

【学习任务】

1. 责任护士应如何为患者进行护理评估，应该安排哪些辅助检查？

2. 作为责任护士，请你为患者进行疾病病因知识的讲解。

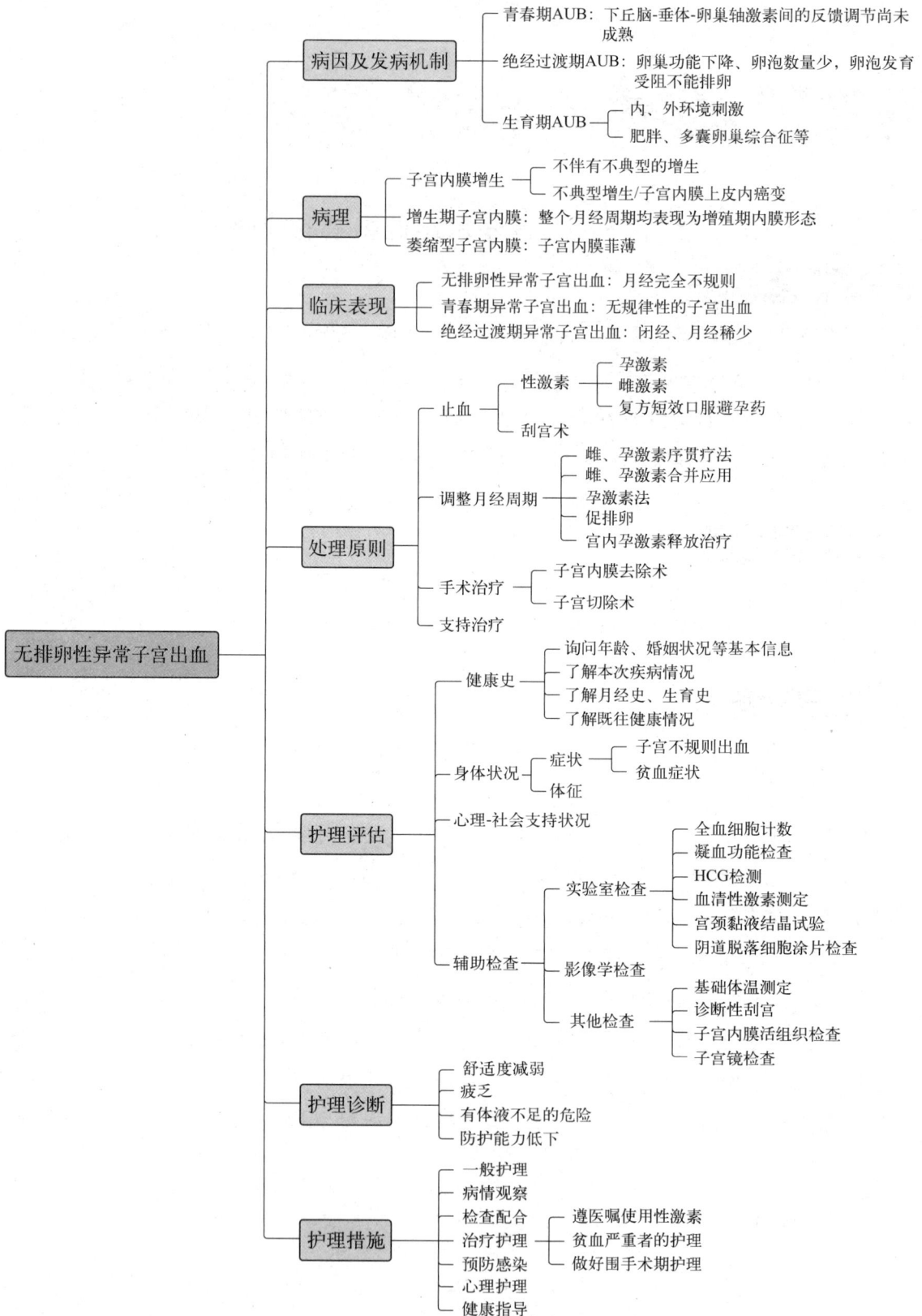

思维导图 9

- 病因及发病机制
  - 青春期AUB：下丘脑-垂体-卵巢轴激素间的反馈调节尚未成熟
  - 绝经过渡期AUB：卵巢功能下降、卵泡数量少，卵泡发育受阻不能排卵
  - 生育期AUB
    - 内、外环境刺激
    - 肥胖、多囊卵巢综合征等

- 病理
  - 子宫内膜增生
    - 不伴有不典型的增生
    - 不典型增生/子宫内膜上皮内癌变
  - 增生期子宫内膜：整个月经周期均表现为增殖期内膜形态
  - 萎缩型子宫内膜：子宫内膜菲薄

- 临床表现
  - 无排卵性异常子宫出血：月经完全不规则
  - 青春期异常子宫出血：无规律性的子宫出血
  - 绝经过渡期异常子宫出血：闭经、月经稀少

- 处理原则
  - 止血
    - 性激素
      - 孕激素
      - 雌激素
      - 复方短效口服避孕药
    - 刮宫术
  - 调整月经周期
    - 雌、孕激素序贯疗法
    - 雌、孕激素合并应用
    - 孕激素法
    - 促排卵
    - 宫内孕激素释放治疗
  - 手术治疗
    - 子宫内膜去除术
    - 子宫切除术
  - 支持治疗

- 护理评估
  - 健康史
    - 询问年龄、婚姻状况等基本信息
    - 了解本次疾病情况
    - 了解月经史、生育史
    - 了解既往健康情况
  - 身体状况
    - 症状
      - 子宫不规则出血
      - 贫血症状
    - 体征
  - 心理-社会支持状况
  - 辅助检查
    - 实验室检查
      - 全血细胞计数
      - 凝血功能检查
      - HCG检测
      - 血清性激素测定
      - 宫颈黏液结晶试验
      - 阴道脱落细胞涂片检查
    - 影像学检查
    - 其他检查
      - 基础体温测定
      - 诊断性刮宫
      - 子宫内膜活组织检查
      - 子宫镜检查

- 护理诊断
  - 舒适度减弱
  - 疲乏
  - 有体液不足的危险
  - 防护能力低下

- 护理措施
  - 一般护理
  - 病情观察
  - 检查配合
  - 治疗护理
    - 遵医嘱使用性激素
    - 贫血严重者的护理
    - 做好围手术期护理
  - 预防感染
  - 心理护理
  - 健康指导

（无排卵性异常子宫出血）

【思维引导】

健康史：与正常月经周期频率、规律性、经期长度、经期出血量中任何一项不符，来源于子宫腔的异常出血称为异常子宫出血，它是妇科常见的症状及体征，其中无排卵性异常子宫出血最常见（占 70％～80％）。责任护士将患者收治入院后需进行护理评估，首先需进行一般情况的评估，其次需评估有无月经异常、用药情况、能引起月经失调的全身或生殖系统的相关疾病史，以及精神创伤与营养状况。

身体状况：需重评估经期、经量、经血性质，及异常子宫出血的表现形式，通过详细询问病史，确认其特异的出血模式，为患者进行体格检查及妇科检查，从而排除阴道、宫颈及子宫的器质性病变。

心理状况：异常子宫出血和月经紊乱均可导致患者产生心理压力。年轻患者常更容易产生恐惧和焦虑感。

辅助检查：无排卵性异常子宫出血的诊断需排除生殖道或全身器质性病变所致的出血，故需详细评估患者健康史，并进行系统的体格检查，明确出血来源，也可通过以下辅助检查明确诊断或判断病情严重程度及是否存在合并症。全血细胞计数可协助诊断有无贫血及血小板减少；凝血功能检查以排除凝血和出血功能障碍性疾病；尿妊娠试验或血 hCG 检测用于有性生活史的妇女以排除妊娠相关疾病；由于无排卵患者血清孕酮含量较低，故可通过检测血清性激素测定孕酮水平。盆腔 B 型超声检查可了解子宫内膜厚度。基础体温测定有利于判断有无排卵，了解黄体功能情况。

病因：无排卵性异常子宫出血好发于青春期和绝经过渡期，生育期也可发生。青春期时下丘脑－垂体－卵巢轴激素间的反馈调节尚未成熟，未建立稳定的周期性调节，大脑中枢对雌激素的正反馈作用的反应存在缺陷，FSH 持续低水平，无促排卵性 LH 峰形成，故而无排卵。

【任务实施】

一、护理评估

（一）健康史

评估患者的一般情况，如年龄、婚姻状况、月经史、婚姻史、生育史、避孕措施，评估有无停经史、既往月经发生异常的情况、用药情况及用药后反应，有无肝病、血液病、高血压、代谢性疾病等能引起月经失调的全身或生殖系统的相关疾病史。评估本次月经异常发生时间、持续时间、用药情况、用药后机体反应。了解有无与本次疾病相关的因素（如精神创伤、营养问题、过度劳累、环境改变），以及近期有无服用干扰排卵的药物或抗凝药物。

（二）身体状况

1. 症状

（1）子宫不规则出血：评估经期、经量、经血性质，以及异常子宫出血的表现形式。常见的异常子宫出血包括以下几种。①月经量过多。周期规则，但经量＞80mL或经期＞7日。②子宫不规则出血过多。周期不规则，经期长，经量多。③子宫不规则出血。周期不规则，经期长，经量正常。④月经过频。月经频发，周期＜21日。

（2）贫血症状：患者可出现头晕、乏力、失眠、精神萎靡、心悸等症状。

2. 体征　评估患者的生殖系统情况，通过盆腔检查排除阴道、宫颈及子宫的器质性病变，若治疗无效则应仔细检查以排除其他疾病。评估患者的精神和营养状况以排除精神健康问题和营养因素导致的异常子宫出血。评估患者有无贫血貌。

（三）心理-社会支持状况

病程延长合并感染或止血效果不佳引起大出血时，患者易产生焦虑和恐惧的心理。绝经过渡期者常出现因疑有肿瘤而不安的情绪。黄体功能不足常可引起不孕、妊娠早期流产，使患者常感焦虑。

（四）辅助检查

排除器质性疾病，确定无排卵性异常子宫出血的诊断。

1. 实验室检查

（1）全血细胞计数、凝血功能检查。

（2）尿妊娠试验或血 hCG 检测：用于有性生活史的妇女以排除妊娠相关疾病。

（3）血清性激素测定可以测定孕酮水平，以确定有无排卵及黄体功能情况。无排卵患者血清孕酮含量较低。

2. 影像学检查　盆腔B超检查可了解子宫内膜厚度，以排除子宫腔占位性病变及其他生殖道器质性病变。无排卵患者B超无异常。

3. 基础体温测定　有利于判断有无排卵，了解黄体功能情况，是简单易行的测定有无排卵的方法。无排卵患者的基础体温呈单相曲线（图 2-2）。

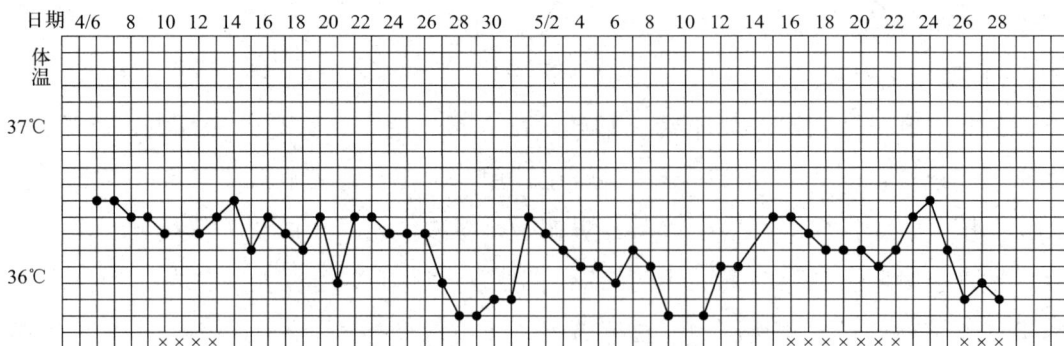

图 2-2　基础体温单相型（无排卵性异常子宫出血）

二、疾病相关知识

因青春期女性下丘脑-垂体-卵巢轴激素间的反馈调节尚未成熟，大脑中枢对雌激素的正反馈作用的反应存在缺陷，FSH持续低水平，虽有卵泡生长，但不能发育为成熟卵泡；LH无法形成排卵必需的高峰而致无排卵；由于青春期女性处于生理与心理急剧变化期，下丘脑-垂体-卵巢轴发育不成熟，易受内、外环境因素的影响，致使排卵障碍。

【知识链接】

异常子宫出血的危害

1. 贫血　长期子宫出血可引起不同程度贫血，部分患者可出现重度贫血。

2. 继发性感染　长期子宫出血，可引发继发性盆腔感染，引起腹痛、腹胀、分泌物异常及全身不适。

3. 严重痛经　出现恶心、呕吐、痉挛性疼痛等，严重影响身心健康，降低生活质量。

4. 大出血　异常子宫出血导致患者头昏乏力，从而影响工作和生活，导致围绝经期症状加剧，影响身心健康，严重者导致大出血，可危及生命。

情境二

【临床案例】

体格检查：T 36.4℃，P 85次/分，R 20次/分，BP 116/69mmHg。发育正常，营养中等，神志清，语言流利，查体合作。全身皮肤、黏膜较苍白，无出血点，浅表淋巴结未触及肿大。双肺呼吸音清，未闻及干、湿啰音。心界不大，心率为85次/分，律齐，未闻及异常心脏杂音。腹平软，全腹无压痛，未触及包块，肝脾肋下未触及，双肾区无叩击痛，移动性浊音阴性，肠鸣音正常。生理反射存在，病理反射未引出。

专科检查：外阴发育正常，阴道口可见暗红色血迹，处女膜完整。

直肠指检：子宫后位，正常大小，质量中等，活动可，无压痛。双侧附件区未扪及异常包块或压痛。

辅助检查：血常规示 HB 63g/L，HCT 0.208L/L，WBC $4.7×10^9$/L，中性粒细胞百分比（NE%）76.1，血小板计数（PLT）$335×10^9$L。

检查结果：妇科B超显示子宫大小正常，子宫内膜线清晰，肌层回声均匀，左侧卵巢大小为3.5cm×3.9cm，右侧卵巢大小为2.5cm×2.9cm。

【学习任务】

1. 患者目前应采取哪种措施进行治疗？

2. 患者目前存在哪些护理问题？

3. 对应的护理措施有哪些？

【思维引导】

主要治疗原则为：止血，调整月经周期，促排卵。性激素为止血的首选药物，常用的有孕激素和雌激素。调整月经周期在采用雌激素进行止血后，需继续使用性激素人为地控制形成周期。帮助患者恢复正常内分泌功能，以建立正常月经周期。

考虑到患者由于子宫不规则出血、月经紊乱影响日常生活、学习，可提出舒适度减弱的护理问题，子宫异常出血致使患者继发性贫血，故提出相应的护理诊断——疲劳。

由于患者出血多，身体素质较差，需每日保证充足的睡眠，饮食方面需依照患者饮食习惯，制订个体化饮食计划，保证其获得足够营养。患者住院期间护士需观察子宫出血量、贫血及程度、激素治疗效果。准确评估出血量，注意观察患者生命体征。

【任务实施】

一、处理原则

1. 止血　根据出血量选择制剂及方法。

(1) 孕激素：适用于体内雌激素水平达到一定量，血红蛋白水平＞80g/L、生命体征稳定的患者。其机制为使增生的子宫内膜进入分泌期或促使子宫内膜萎缩，因停药后子宫内膜剥落较完整，故又称为"子宫内膜脱落法"或"药物刮宫"。

常用药物及用法包括：地屈孕酮片 10mg，口服，每日 2 次，共 10 日；微粒化孕酮 200～300mg，口服，1 次/日，共 10 日；黄体酮 20～40mg，肌内注射，1 次/日，共 3～5 日；醋酸甲羟孕酮 6～10mg，口服，1 次/日，共 10 日。

(2) 雌激素：适用于出血时间长，出血量多致血红蛋白＜80g/L 的青春期患者，其机制为应用大量雌激素使子宫内膜增生，达到短期子宫内膜修复而止血的作用，故又称为"子宫内膜修复法"。

主要药物及用法：①戊酸雌二醇 2mg/次，口服，6～8h 一次；②结合雌激素 1.25～2.5mg/次，口服，6～8h 一次，止血 3 日后每 3 日递减药量的 1/3，维持至止血后 20 日以上；③针对雌激素水平较低的间断性少量长期出血患者，可采用生理替代剂量，如妊马雌酮 1.25mg，1 次/日，共 21 日，后 7～10 日加用孕激素（如醋酸甲羟孕酮 10mg，1 次/日）。停药后 3～7 日发生撤退性出血，一般 7 日内可止血。雌、孕激素同时撤退，有利于子宫内膜同步脱落。

（3）复方短效口服避孕药：适用于长期且严重的无排卵性异常子宫出血患者，常用第三代短效口服避孕药。常用药物包括去氧孕烯炔雌醇、孕二烯酮炔雌醇片或复方醋酸环丙孕酮片，炔雌醇环丙孕酮片，用法为 1～2 片/次，6～8h 一次，止血 3 日后逐渐减量至 1 片/次，维持至 21 日停药。

2. 调整月经周期

（1）雌、孕激素序贯疗法：适用于青春期或生育期内源性雌激素水平较低的患者，其机制为模拟自然月经周期中卵巢的内分泌变化，序贯应用雌、孕激素，使子宫内膜发生相应变化，引起周期性脱落。

常用药物及用法包括：妊马雌酮 1.25mg 或戊酸雌二醇 2mg，自撤退性出血第 5 日起 1 次/晚，连服 21 日，第 11 日起加用醋酸甲羟孕酮 10mg，1 次/日，连用 10 日。通常连续使用 3 个周期患者可自发排卵。若正常月经仍未建立，可重复上述序贯疗法（图 2-3）。

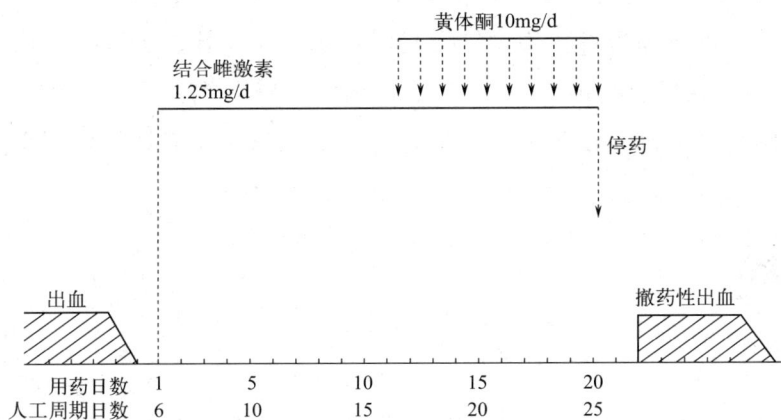

图 2-3 雌、孕激素序贯疗法

（2）雌、孕激素联合应用：此法自治疗开始即合并使用雌、孕激素。孕激素能够抑制雌激素的促子宫内膜生长作用，使撤退性出血逐渐减少，雌激素可预防治疗过程中孕激素突破性出血。常用口服避孕药，能够较好地控制周期，尤其适用于有避孕需求的患者。用药方法为撤退性出血第 5 日起，1 片/日，连用 21 日，停药 1 周后再服用下一周期药物，连续 3 个周期为一个疗程。病情反复者可酌情延用 6 个周期。

（3）孕激素法：适用于体内内源性雌激素达到一定水平的各年龄段患者，尤其适用于青春期或病理检查结果为增生期子宫内膜者。常用药物及用法包括：于撤退性出血第 15 日起口服地屈孕酮 10～20mg/d，连用 10 日；或微粒化孕酮 200～300mg/d，连用 10 日；或甲羟孕酮，4～12mg/d，连用 10～14 日。酌情应用 5～6 个周期。

（4）促排卵：青春期患者一般不提倡使用此法，因为促排卵治疗可能导致卵巢过度刺激综合征，若严重可危及生命，用促性腺素诱发排卵必须由有经验的医生在有 B 型超声和激素水平监测的条件下用药。

3. 支持治疗　通过补充铁剂、维生素 C 及蛋白质改善全身状况。若贫血严重则需输血。流血时间长者应遵医嘱给予抗生素预防感染。

二、护理诊断/问题

1. 舒适度减弱　与子宫不规则出血、月经紊乱影响工作、学习有关。
2. 疲乏　与子宫异常出血导致的继发性贫血有关。

三、护理措施

1. 生活护理

（1）休息：由于出血多，体质较差，患者需每日保证充足的睡眠与休息，注意避免剧烈运动。

（2）饮食护理：补充铁剂、维生素 C 和蛋白质，加强营养以改善全身情况，成人体内约每 100mL 血中含铁 50mg，经期女性从食物中每日吸收 0.7～2.0mg 铁，出血量多者需额外补充铁。鼓励患者食用含铁丰富的食物，如猪肝、蛋黄、菠菜、木耳等。

2. 病情观察　观察子宫出血量、贫血及程度、激素治疗效果。告知患者保留出血期间使用的会阴垫及内裤，便于准确地估计出血量；观察并记录其生命体征。

情境三

【临床案例】

入院第 1 日输浓缩红细胞 2U，复查血常规，显示 HB 61.5g/L，HCT 0.193L/L，WBC $4.6×10^9$/L，NE% 77.8%，PLT $324×10^9$/L。尿常规、凝血功能、肾功能、肝功能、心电图、胸部 X 线片均无异常。患者在应用苯甲酸雌二醇 24h 后，阴道出血基本停止。

入院第 2 日输浓缩红细胞 2U，查血常规，结果为 HB 91g/L，HCT 0.316L/L，WBC $10.9×10^9$/L，NE% 69.5%，PLT $287×10^9$/L。

依据检查情况，基本可以排除生殖器器质性病变和全身性疾病，进一步确诊为青春期排卵障碍型异常子宫出血。

【学习任务】

1. 止血后，患者存在哪些护理问题？
2. 对应的护理措施有哪些？

【思维引导】

由于止血后，异常子宫出血导致的贫血未得到纠正，可提出有体液不足风险的护理问题，贫血导致患者机体免疫力低下，故提出相应的护理诊断——防护能力低下。

住院期间需告知患者药物使用的注意事项，如遵医嘱使用性激素不得随意停服和漏服，否则可出现药量不足所致的撤退性出血，严重贫血的患者需遵医嘱补充血容量，指导患者做好会阴护理，每日需严密观察患者的生命体征，及时发现感染征象。

【任务实施】

一、护理诊断/问题

1. 有体液不足的风险　与异常子宫出血导致的贫血有关。
2. 防护能力低下　与贫血导致的机体免疫力下降有关。

二、护理措施

1. 治疗护理

（1）遵医嘱使用性激素：按时、按量给药，保持稳定的血药浓度，不得随意停服和漏服，防止药量不足所致的撤退性出血；药物减量要按规定在血止后开始，每3日减量1次，每次减量不超过原剂量的1/3，直至维持量，以防再次出血；应用雌激素治疗时需注意，若患者血红蛋白计数>90g/L则必须加用孕激素，若患者血液处于高凝状态或有血栓疾病病史，禁忌应用大量雌激素止血。激素止血治疗：通常在使用激素药物24~48h之内即可减少出血或完全止血，若72h后仍未止血应及时报告医生，并注意检查是否存在用药不当或器质性疾病。

（2）严重贫血者的护理：遵医嘱进行配血、输血、止血，并实施治疗方案，以维持正常血容量。

2. 预防感染　指导患者做好会阴护理，保持局部清洁干燥，严密观察患者的体温、脉搏、子宫体压痛，监测白细胞计数，若发现感染征象，及时报告医生并遵医嘱给予抗生素治疗。

【知识链接】

异常子宫出血的预防

① 坚持锻炼，增强身体素质。

② 禁烟禁酒，减少熬夜，养成良好的生活习惯。

③ 健康饮食，增加维生素及蛋白质的摄入，减少油腻、辛辣、刺激食物的摄入。

④ 保持良好的心情，避免精神紧张。

⑤ 发现异常出血时及时就诊，避免延误病情，导致急性大出血。

⑥ 有子宫内膜癌家族史或者既往有子宫内膜息肉、子宫肌瘤等病史者为高危人群，注意定期检查，做到早发现、早诊断、早治疗。

情境四

【临床案例】

入院 4 天后，患者阴道出血完全停止，面色转红润，无乏力、头晕等。准予患者出院，院外口服药物为戊酸雌二醇 2mg，每日 3 次，每 3 日减量 1/3，当减到 1mg/d 时，继续口服 21 天，在服用的后 10 天，加服甲羟孕酮 4mg，每日 2 次，共 10 天，维生素 C 0.2g，每日 3 次，琥珀酸亚铁，1 片，每日 2 次（血清铁蛋白正常后停服铁剂及维生素 C）。

【学习任务】

1. 作为责任护士，请对患者与家属进行出院宣教。

2. 请为患者做心理护理。

【思维引导】

包括出院后继续服药患者的药物指导、可能存在的药物不良反应，治疗时、治疗后随访的时间以及随访的重要性，另外包括个人卫生的护理，注意保持外阴清洁干燥，出血期间禁止性生活和盆浴，向患者及家属讲解病情及相关信息，给予患者更多的理解。

【任务实施】

1. 出院健康宣教

（1）指导并教会患者测量基础体温。

（2）告知患者在治疗时、治疗后定期随访。

（3）对治疗效果不佳的患者遵医嘱进一步检查以排除其他疾病。

（4）告知患者出血期间可清洗外阴，但要避免盆浴，注意保持外阴清洁干燥，勤更换内裤及月经垫。

（5）嘱患者服用药物需按时按量，若服药过程中出现不良反应，要随时返院就诊。月经来潮后第 1 日需返院复诊，注意观察月经量变化。

2. 心理护理　与患者建立良好的护患关系，关心患者，鼓励其表达内心的疑虑；向患者及家属讲解病情及相关信息，尽可能满足其需求，解除思想顾虑。也可通过看电视、听广播、看书的方式分散患者注意力。

【学以致用】

李某，女性，15 岁，阴道不规则流血 12 日来院就诊。

月经史：14 岁初潮，月经周期 2～4 个月不等，经期 7～12 天，经量多，伴血块，有时伴痛经。

体格检查：T 37℃，P 90 次/分，R 19 次/分，BP 90/60mmHg，精神萎靡，贫血貌，心肺检查无异常，肝脾肋下未触及。肛门检查无异常发现。辅助检查示 HB 80g/L。

结合案例请思考：

1. 请列出最可能的临床诊断，并说明处理原则。
2. 介绍该患者性激素治疗的护理要点。

扫一扫 获取答案

任务二　产后出血患者的护理

【任务目标】

1. **知识与技能目标**　能识别产后出血的病因；能准确评估产妇的出血量；掌握产后出血的初步应急护理措施；能对产后出血患者进行出院宣教。

2. **情感态度与价值观目标**　能理解产后出血妇女的感受，关心患者；通过小组演练，模拟产后出血的团队应急护理流程，提升团队合作能力。

【知识概要】

见思维导图 10。

情境一

【临床案例】

患者胡女士，33 岁，G1P1，孕 39 周，枕左前位，先兆临产，于 2024 年 3 月 20 日 08：00 入院待产。

```
                                    ┌─ 宫缩乏力——全身因素、产科因素、子宫因素、药物因素
                          ┌─ 病因 ──┤─ 胎盘因素——剥离不全、嵌顿、粘连、植入
                          │         │─ 软产道裂伤——急产、宫缩过强
                          │         └─ 凝血功能障碍
                          │
                          │               ┌─ 宫缩乏力——出血多在胎盘娩出后，子宫软，轮廓不清
                          ├─ 临床表现 ─────┤─ 胎盘因素——出血多在胎儿娩出后
                          │               │─ 软产道裂伤——胎儿娩出后立即出现，色鲜红
                          │               └─ 凝血功能障碍——血不凝
                          │
                          │               ┌─ 止血
                          ├─ 处理原则 ─────┤─ 扩容
                          │               │─ 抗休克
                          │               └─ 抗感染
                          │
                          │               ┌─ 健康史——现病史、既往史、本次妊娠及分娩史
                          ├─ 护理评估 ─────┤─ 身体评估——阴道流血量、宫缩、软产道、胎盘胎膜情况
                          │               │─ 心理-社会状况评估——恐惧、焦虑情况
                          │               └─ 辅助检查——血常规、凝血功能、中心静脉压
                          │
                          │               ┌─ 组织灌注量不足
    产后出血 ─────────────┤─ 护理诊断 ─────┤─ 有感染的风险
                          │               └─ 焦虑
                          │
                          │                              ┌─ 妊娠期——完善各项检查
                          │                              │              ┌─ 第一产程：保证休息
                          │               ┌─ 预防产后出血┤─ 分娩期 ──────┤─ 第二产程：正确使用腹压，正确保护会阴
                          │               │              │              └─ 第三产程：避免过早牵拉脐带
                          │               │              │              ┌─ 观察阴道流血量、宫缩、膀胱是否充盈、
                          │               │              └─ 产褥期 ──────┤  血压、脉搏、肛门坠胀感——产后2h
                          │               │                              └─ 排空膀胱，鼓励母乳喂养——病房护理
                          │               │
                          │               │                    ┌─ 按摩子宫
                          │               │                    │─ 应用宫缩剂
                          │               │          ┌─ 宫缩乏力┤─ 子宫腔纱布填塞
                          │               │          │          │─ 结扎盆腔血管
                          │               │          │          │─ 髂内动脉或子宫动脉栓塞
                          │               │          │          └─ 切除子宫
                          │               │          │
                          │               │          │          ┌─ 胎盘剥离未排出——牵拉脐带协助胎盘娩出
                          └─ 护理措施 ─────┤─ 止血 ────┤─ 胎盘因素┤─ 胎盘残留——刮宫
                                          │          │          │─ 胎盘剥离不全——人工剥离胎盘
                                          │          │          └─ 胎盘植入——子宫次全切或全切
                                          │          │
                                          │          │─ 软产道裂伤——按解剖层次逐层缝合
                                          │          └─ 凝血功能障碍——尽快输新鲜全血，并发DIC则进行抗凝和抗纤溶治疗
                                          │
                                          │          ┌─ 迅速建立静脉通路，补充血容量
                                          │─ 防治休克┤─ 平卧位、保暖、吸氧
                                          │          │─ 病情观察：生命体征、尿量、出血量、宫缩
                                          │          └─ 配合医生有效止血
                                          │
                                          │          ┌─ 严格无菌操作
                                          └─ 预防感染┤─ 保持会阴清洁
                                                     └─ 监测体温变化，定时送检血液
```

思维导图 10

　　患者平素月经规律，孕期定期产检，无合并症及并发症，骨盆各径线正常。于2024 年 3 月 20 日 01：00 见红，并出现不规律宫缩，于 3 月 20 日 10：00 自然临产，15：00 床旁扪及宫缩 10～20s/8～10min，头先露，已入盆，宫口开大 1cm。16：00 行人工破膜，羊水清，无臭。18：00 予静脉滴注缩宫素后，于 3 月 21 日 02：00 自然分娩一女婴，3900g，娩出婴儿后 20min 胎盘自行娩出，阴道活动性出血，色暗红，约800mL，检查胎盘胎膜完整。

　　随后，产妇出现眩晕、打哈欠、烦躁不安；继之出现面色苍白、呼吸急促、四肢湿冷等表现。查体：血压 80/50mmHg，脉搏 110 次/分，呼吸 24 次/分，体温 36.0℃。可见阴道大量活动性出血，查宫颈及阴道壁无裂伤，无血肿，宫底脐上一指，子宫软，轮廓不清。

【学习任务】

1. 请分析判断患者的病情。
2. 请提出该患者最主要的护理诊断，制定相应的护理措施。

【思维引导】

　　1. 病情分析　患者于分娩后出现阴道大量出血，达 800mL，符合产后出血的诊断标准。产后出血常见原因有子宫收缩乏力、胎盘因素、软产道裂伤及凝血功能障碍。患者娩出婴儿后 20min 胎盘自行娩出，阴道活动性出血，色暗红，检查胎盘胎膜完整，查宫颈及阴道壁无裂伤，无血肿，宫底脐上一指，子宫软，轮廓不清。根据以上表现首先考虑子宫收缩乏力导致的产后出血。该患者目前因大量失血出现眩晕、打哈欠、烦躁不安；继之出现面色苍白、呼吸急促、四肢湿冷等表现，血压 80/50mmHg，脉搏 110次/分，呼吸 24 次/分，体温 36.0℃，考虑出现了失血性休克，应立即启动产后出血应急预案，开展急救护理。

　　2. 护理分析　患者目前突出的问题为产后出血导致的出血性休克，组织灌注量急剧减少。护理该患者时应立即遵医嘱开放静脉通路，做好输液输血的准备，让患者取平卧位，吸氧，保暖。由于止血措施因出血原因而异，应积极寻找产后出血的原因，考虑案例中的胡女士出血原因为子宫收缩乏力，故应采取按摩子宫、应用宫缩剂等方法加强宫缩，若上述方法无效可采取宫腔填塞、结扎盆腔血管、子宫切除等方法。在抢救过程中密切观察病情变化，观察各种治疗措施的效果，严格执行无菌操作，预防感染。

【任务实施】

一、护理诊断

1. 体液不足　与大量阴道失血有关。

2. 有感染的风险　与大量失血导致机体免疫力下降及抢救过程中增加感染机会有关。

3. 恐惧　与阴道大量出血威胁生命有关。

二、护理目标

1. 产妇血容量于 24h 内恢复，生命体征及尿量正常。

2. 产妇未出现感染症状，体温及血象正常，恶露、伤口无感染征象。

3. 产妇情绪平稳，心理舒适感增加。

三、护理措施

1. 失血性休克的护理　应密切观察并记录产妇的生命体征、意识状态、皮肤颜色及尿量，及早发现休克；同时观察子宫收缩情况，有无压痛；恶露的量、色及气味。若有异常情况应及时向有经验的助产士、产科医师、麻醉医师及重症医学医师等求助。去枕平卧，保持气道通畅，给予吸氧，注意保暖，为患者提供安静舒适的休养环境。迅速建立双静脉通道，对失血性休克者应输血，以补充同等血量为原则。血压低时可应用升压药物及肾上腺皮质激素，改善心、肾功能。抢救过程中随时配合做好血气检查，及时纠正酸中毒；防治肾衰，若每小时尿量少于 25mL，应积极快速补充液体，观察尿量是否增加；保护心脏，出现心力衰竭时应用强心药并可同时加用利尿剂。

2. 评估出血量　准确地评估出血量有助于产后出血的判断，目前常用的估计出血量的方法有以下 5 种。

（1）称重法：失血量（mL）＝〔胎儿娩出后所有辅料湿重（g）－胎儿娩出前所有辅料干重（g）〕/1.05（血液比重 g/mL）。此方法可准确评估出血量，但在分娩过程中操作可行性小，而且若敷料被羊水浸湿则无法准确估计。

（2）容积法：用有刻度的容器收集并估计阴道出血量。阴道分娩时，可在胎儿娩出后将接血容器置于产妇臀下。此法可简便、可靠地了解出血量，但要注意当容器中混入羊水时，其测量值不准确。

（3）面积法：根据血液浸湿的敷料面积粗略估计。该法简便易行，但估计的出血量可能不准确，目测失血量往往低于实际出血量。

（4）休克指数法（shock index，SI）：休克指数＝脉率/收缩压（mmHg），SI＝0.5 为正常；SI＝1 为轻度休克，失血量为 500～1500mL（10%～30%）；SI＝1.5 时，失血量为 1500～2500mL（30%～50%）；SI＝2.0 时，失血量为 2500～3500mL（50%～70%）。此法方便、快捷，可第一时间粗略估计出血量。

（5）血红蛋白测定：血红蛋白每下降 10g/L，失血量为 400～500mL。但在产后出血的早期，由于血液呈高凝状态，血红蛋白常无法准确反映实际出血量。

3. 判断出血原因　当出血量多、出血速度快时，产妇出现面色苍白、四肢厥冷、头晕、口渴、心慌、血压下降、脉搏细速等休克表现；严重者表现为怕冷、寒战、打哈欠、懒言或表情淡漠、呼吸急促甚至烦躁不安，继而可转入昏迷状态。软产道裂伤或阴道壁血肿的产妇可有肛门坠胀感或尿频。产后出血的特点因病因不同而异，产后出血的主要原因有子宫收缩乏力、胎盘因素、软产道裂伤及凝血功能障碍。根据产妇的出血特点明确其病因至关重要，不同出血原因有以下不同体征。

①子宫收缩乏力所致出血：常表现为胎盘娩出后，出现间歇性阴道流血，色暗红，有凝血块。子宫软且轮廓不清，触不清宫底，按摩后子宫收缩变硬，停止按摩又变软，按摩子宫时有大量血液或血块自阴道流出。

②胎盘因素所致出血：胎儿娩出数分钟后胎盘未娩出并伴大量阴道流血，色暗红，可能为胎盘剥离不全、粘连或植入。若胎盘娩出后出血，多为胎盘、胎膜残留。

③软产道裂伤所致出血：胎儿娩出后，即刻出现持续不断的阴道流血，色鲜红，能自凝。出血量与裂伤程度有关，需立即仔细检查宫颈、阴道及会阴是否存在裂伤。

④凝血功能障碍所致出血：表现为胎儿或胎盘娩出后持续性阴道流血，血液不凝，并可伴有全身各部位出血、瘀斑，止血困难。

【知识链接】

产后出血的病因

1. 子宫收缩乏力　为最常见原因。任何影响子宫收缩和缩复功能的因素均可导致子宫收缩乏力性出血，常见因素如下。①全身因素。产妇体质虚弱或合并慢性全身性疾病；产妇精神过度紧张，对分娩极度恐惧等。②产科因素。胎盘早剥、前置胎盘、妊娠期高血压疾病、子宫腔感染等，可导致子宫肌层渗血或水肿，影响收缩；产程延长、难产等致使体力过度消耗。③子宫因素。子宫过度膨胀、子宫病变、子宫肌壁损伤等。④药物因素。产程中过多使用麻醉剂、镇静剂或子宫收缩抑制剂等。

2. 胎盘因素　常见原因如下。①胎盘滞留。胎盘一般在胎儿娩出 15min 内娩出，若 30min 后仍不排出，将影响子宫收缩导致出血；膀胱充盈、胎盘嵌顿、胎盘剥离不全为胎盘滞留的常见原因。②胎盘植入。胎盘绒毛在其附着部位与子宫肌层紧密连接。部分性胎盘粘连与植入时，表现为胎盘部分剥离、部分未剥离，可使子宫收缩不良，已剥离面血窦开放，往往发生严重出血。③胎盘部分残留。部分胎盘小叶、副胎盘或部分胎膜残留于子宫腔，可影响子宫收缩而导致产后出血。

3. 软产道裂伤　常见原因有阴道手术助产、急产、巨大儿分娩、外阴水肿、软产道静脉曲张、软产道组织弹性差而产力过强等，均可造成软产道裂伤而导致产后出血。

4. 凝血功能障碍　任何原发或继发的凝血功能异常，均可引起产后出血。胎盘早剥、死胎、羊水栓塞、重度子痫前期等产科并发症，可引起弥散性血管内凝血（DIC），从而导致大出血。

4. 迅速止血　明确病因后，应根据病因采取合适的止血方法。

（1）子宫收缩乏力所致大出血：加强子宫收缩是最迅速、有效的止血措施。

①按摩子宫：a. 腹壁按摩宫底。胎盘娩出后，术者一手的拇指在子宫前壁，其余四指在子宫后壁，握住子宫底，均匀而有节律地按摩子宫并按压子宫底部，排出宫腔内积血，促进宫缩。若此方法效果不佳，可用腹部-阴道双手按摩子宫法。b. 腹部-阴道双手按摩子宫法。术者一手戴无菌手套握拳深入阴道前穹隆处挤压子宫前壁，另一手在腹部按压子宫后壁使宫体前屈，两手相对紧压子宫并按摩，既可刺激子宫收缩，又可压迫子宫内血窦，减少出血。这时应注意按摩子宫必须有效，其标准是子宫轮廓清楚，收缩呈球状，阴道出血逐渐减少；按摩时间以子宫恢复正常收缩功能并能保持收缩状态为止，有时可长达数小时。

②应用宫缩剂：缩宫素是预防和治疗产后出血的一线药物。治疗时将缩宫素 10～20U 加于 500mL 0.9% 生理盐水中静脉滴注，必要时可直接子宫体或宫颈注射缩宫素 10U；当缩宫素无效时，应尽早使用前列腺素类药物。

【知识链接】

常用宫缩剂

1. 缩宫素　缩宫素是多肽类激素子宫收缩药，可刺激子宫平滑肌收缩，使子宫颈扩张。

2. 麦角新碱　用于预防和治疗产后或流产后子宫收缩无力或缩复不良引起的子宫出血。用于治疗产后子宫复旧不全，加速子宫复原。

3. 卡前列甲酯　是前列腺素 $F_{2\alpha}$ 的衍生物，对子宫平滑肌有明显的兴奋作用，可促进子宫收缩。

4. 米索前列醇　为合成的前列腺素 E_1 的一种衍生物，能够促使子宫平滑肌有节律地收缩，进而实现促进子宫收缩、有效止血的作用。

③宫腔纱条填塞：助手在腹部固定子宫，术者用卵圆钳将无菌特制宽 6～8cm、长

1.5～2cm、4～6层不脱脂纱布条自子宫底从内到外有序地填塞子宫腔，压迫止血。术后应密切观察生命体征、宫底高度和出血量，时刻警惕因纱条填塞不紧，子宫腔内继续出血、积血而阴道流血不多的假象。填塞后24～48h取出，取出前先使用宫缩剂，并遵医嘱给予抗生素预防感染。

④子宫压缩缝合术：适用于子宫按摩和应用宫缩剂无效者，尤适用于宫缩乏力导致的产后出血，常用B-Lynch缝合法。

⑤结扎盆腔血管：经上述方法积极处理后仍出血不止时，为抢救产妇生命，可行子宫动脉结扎，必要时行髂内动脉结扎。

⑥经导管动脉栓塞术：适用于经保守治疗无效的难治性产后出血且产妇生命体征平稳者。经股动脉穿刺插入导管至髂内动脉或子宫动脉，注入明胶海绵颗粒栓塞动脉。栓塞剂可于2～3周后吸收，血管复通。

⑦切除子宫：经积极抢救无效，危及产妇生命时，应行子宫次全切除或子宫全切除术，遵医嘱做好切除子宫的术前准备。

（2）胎盘因素所致大出血：应正确处理第三产程。胎儿娩出后及时娩出胎盘并检查。胎盘粘连者，可徒手剥离胎盘后协助娩出；胎盘植入者应停止徒手剥离，根据患者出血情况及剥离面积行保守治疗或子宫切除。

（3）软产道裂伤所致大出血：需按解剖层次逐层缝合裂伤，彻底止血。缝合时第一针需超过裂口顶端0.5cm，避免止血不彻底导致继续出血。软产道有血肿时应切开血肿，彻底止血、缝合，必要时可置橡皮条引流。

（4）凝血功能障碍所致大出血：应尽快输新鲜冰冻血浆、冷沉淀、血小板、纤维蛋白原等，补充凝血因子。若发生DIC，应按DIC处理。

5. 支持护理 产妇因大出血而免疫力下降，活动无耐力，体质虚弱，可存在生活自理困难，护士应及时给予生活上的支持；注意观察会阴伤口情况，并严格进行会阴护理，保持会阴的清洁干燥；遵医嘱给予抗感染治疗；关注产妇精神状态，给予安抚与鼓励，使其树立战胜疾病的信心；采取合适的方法纠正贫血，增加产妇体力，逐渐增加活动量，以促进康复。

情境二

【临床案例】

随后，立即进行急救护理，让产妇平卧，给予吸氧，注意保暖，建立静脉通路，尽快输液补充血容量。经评估考虑产后出血的原因为子宫收缩乏力，予以按摩子宫，米索前列醇0.4mg口服促进子宫收缩，持续泵入0.9%氯化钠溶液＋20U缩宫素，急查血常规、凝血功能。处理后发现子宫收缩好，阴道未见活动性阴道出血。在产房观察 2h 后，将胡女士转入病房。

3 月 21 日，查血常规，血红蛋白 76g/L，子宫底平脐，子宫收缩好，阴道流血少。遵医嘱予以多糖铁复合物胶囊口服纠正贫血。

3 月 25 日，复查血常规，血红蛋白 85g/L，子宫收缩好，恶露较少。

3 月 26 日，患者出院，嘱自备口服药纠正贫血。

【学习任务】

该产妇身体正在好转，请为胡女士进行出院前的健康指导。

【思维引导】

在对产妇进行出院宣教前，应先全面评估产妇对产后出血及产褥期护理相关知识的掌握情况、存在的顾虑或疑问等，根据评估结果制定健康指导方案，内容包括疾病知识指导、产褥期康复指导等。

【任务实施】

一、护理诊断

知识缺乏：缺乏产后出血及产褥期护理相关知识。

二、护理目标

产妇能正确复述产后出血及产褥期护理相关知识，并有信心在出院后的生活中实践。

三、护理措施

出院前的健康宣教对于产后出血的产妇是非常必要的环节，也是预防晚期产后出血的必要手段。

1. 疾病知识指导

（1）产妇出血得到控制、休克得到纠正后，应鼓励其进食营养丰富且易消化的食物，如瘦肉、猪肝、牛奶、绿叶蔬菜、鸡蛋、水果等富含铁、蛋白质、维生素的食物。

（2）注意观察子宫收缩及复旧情况，包括子宫硬度、子宫底高度等。

（3）持续观察恶露情况，观察阴道出血的颜色、性状、气味等，注意出血量、速度及有无阴道排出物等，如有异常及时到医院就诊。

2. 产后康复指导

（1）环境指导：产妇的休养环境应保持清洁、通风，温、湿度适宜，预防产褥中暑。

（2）运动指导：指导产妇适当活动以促进产后康复，如产褥期保健操、瑜伽、散步等，指导自我保健技巧，以促进体力恢复。

（3）计划生育指导：产褥期禁止性生活和盆浴，产后 42 天以后采取合适的避孕方法，原则是哺乳者以工具避孕为宜，忌用含有雌激素的避孕药，以免影响乳汁的分泌。不哺乳者可选用药物避孕。

（4）产后检查指导：产后检查包括产后访视和产后健康检查。产妇出院后一个月内至少要进行 3 次产后家庭访视，了解产妇及新生儿状况，包括饮食、睡眠、二便、恶露及母乳喂养情况，应检查子宫复旧、伤口、乳房情况等，同时要了解产妇的精神心理状态，发现问题可以及时调整产后指导方案，护士应告知产妇社区访视组织及访视时间，以便取得配合；产后健康检查一般于产后 42 天进行，内容包括生命体征的测量，查血、尿常规，了解母乳喂养情况，进行妇科检查以了解生殖器官的恢复情况。同时对婴儿进行全身检查，了解婴儿的生长发育情况。

【护理评价】

产妇从入院至出院，通过规范的治疗及护理，能够采取有效的应对方式，积极配合治疗。经过系统治疗，产妇活动性出血停止，贫血情况得到有效改善，焦虑缓解，情绪稳定。出院时产妇已基本掌握产后出血及产褥期护理相关知识，并有信心在出院后完成自身及婴儿护理。

【学以致用】

产妇黄某，30 岁，足月分娩，G1P1，分娩中出现第二产程延长，行会阴侧切分娩一男婴，体重 3900g，胎盘于胎儿娩出后 20min 自然娩出；在产后观察中，产妇阴道流出暗红色血，时多时少，伴有血块；触摸子宫大而软，子宫底升高；产妇出现眩晕、打哈欠、口渴、烦躁不安；继而出现四肢湿冷、面色苍白、呼吸急促等表现，脉搏 110次/分，血压 80/50mmHg。

结合案例请思考：

1. 该产妇出现了什么情况？

2. 目前存在的主要护理诊断有哪些？

3. 作为责任护士，应为患者采取哪些护理措施？

扫一扫 获取答案

项目四 消化系统疾病患儿的护理

任务 腹泻患儿的护理

【任务目标】

1. **知识与技能目标** 能描述小儿腹泻的临床表现；能列举小儿腹泻常见的发病因素并说出小儿腹泻的治疗原则；能根据小儿腹泻患儿治疗方式的不同有针对性地制订整理护理计划，能对小儿腹泻患者进行疾病护理及健康指导。

2. **情感态度与价值观目标** 理解患儿及家属的心理变化特点，尊重与关爱患儿。培养学生强烈的责任感和服务意识。

【知识概要】

见思维导图 11。

情境一

【临床案例】

患儿，女，10 个月，平素体重 9.5kg，因腹泻、呕吐 3 天，病情加重 1 天，于门诊就诊。门诊检查示 T 38℃，P 138 次/分，R 42 次/分，体重 8.4kg，精神萎靡，皮肤干燥，弹性差，前囟和眼窝凹陷，口腔黏膜干燥，咽红，出牙 4 颗，双肺无异常表现，心音有力，腹稍胀，肠鸣音 4 次/分，四肢稍凉，膝跳反射正常，肛周皮肤发红，每日解 10 余次稀水样便，"以急性腹泻"收住入院。

【学习任务】

1. 患儿目前的症状和体征提示可能的疾病是？

2. 作为责任护士，入院后还应为患儿安排哪些辅助检查？

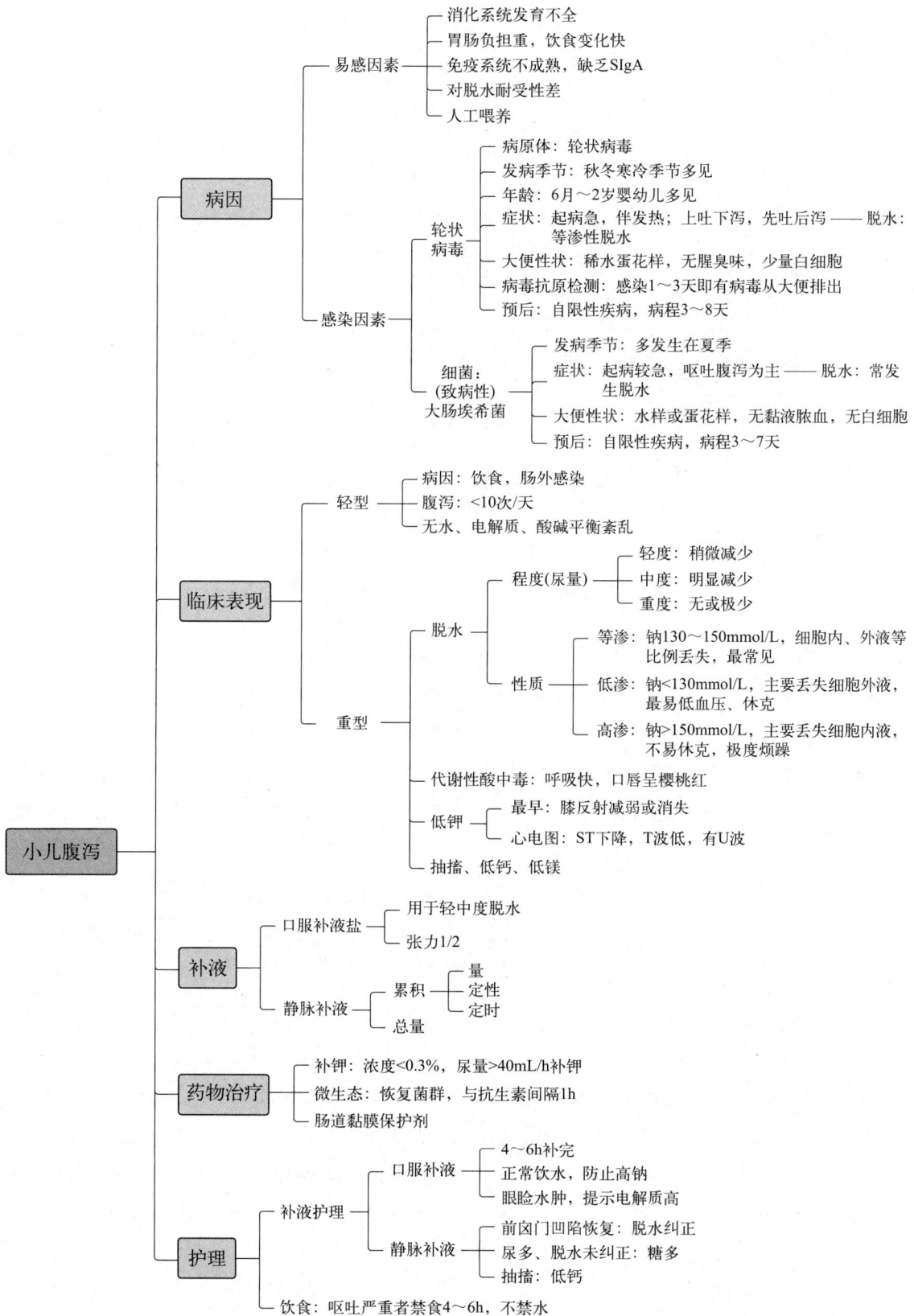

小儿腹泻
- 病因
  - 易感因素
    - 消化系统发育不全
    - 胃肠负担重，饮食变化快
    - 免疫系统不成熟，缺乏SIgA
    - 对脱水耐受性差
    - 人工喂养
  - 感染因素
    - 轮状病毒
      - 病原体：轮状病毒
      - 发病季节：秋冬寒冷季节多见
      - 年龄：6月～2岁婴幼儿多见
      - 症状：起病急，伴发热；上吐下泻，先吐后泻 —— 脱水：等渗性脱水
      - 大便性状：稀水蛋花样，无腥臭味，少量白细胞
      - 病毒抗原检测：感染1～3天即有病毒从大便排出
      - 预后：自限性疾病，病程3～8天
    - 细菌：（致病性）大肠埃希菌
      - 发病季节：多发生在夏季
      - 症状：起病较急，呕吐腹泻为主 —— 脱水：常发生脱水
      - 大便性状：水样或蛋花样，无黏液脓血，无白细胞
      - 预后：自限性疾病，病程3～7天
- 临床表现
  - 轻型
    - 病因：饮食，肠外感染
    - 腹泻：<10次/天
    - 无水、电解质、酸碱平衡紊乱
  - 重型
    - 脱水
      - 程度（尿量）
        - 轻度：稍微减少
        - 中度：明显减少
        - 重度：无或极少
      - 性质
        - 等渗：钠130～150mmol/L，细胞内、外液等比例丢失，最常见
        - 低渗：钠<130mmol/L，主要丢失细胞外液，最易低血压、休克
        - 高渗：钠>150mmol/L，主要丢失细胞内液，不易休克，极度烦躁
    - 代谢性酸中毒：呼吸快，口唇呈樱桃红
    - 低钾
      - 最早：膝反射减弱或消失
      - 心电图：ST下降，T波低，有U波
    - 抽搐、低钙、低镁
- 补液
  - 口服补液盐
    - 用于轻中度脱水
    - 张力1/2
  - 静脉补液
    - 累积
      - 量
      - 定性
      - 定时
    - 总量
- 药物治疗
  - 补钾：浓度<0.3%，尿量>40mL/h补钾
  - 微生态：恢复菌群，与抗生素间隔1h
  - 肠道黏膜保护剂
- 护理
  - 补液护理
    - 口服补液
      - 4～6h补完
      - 正常饮水，防止高钠
      - 眼睑水肿，提示电解质高
    - 静脉补液
      - 前囟门凹陷恢复：脱水纠正
      - 尿多、脱水未纠正：糖多
      - 抽搐：低钙
  - 饮食：呕吐严重者禁食4～6h，不禁水

【思维引导】

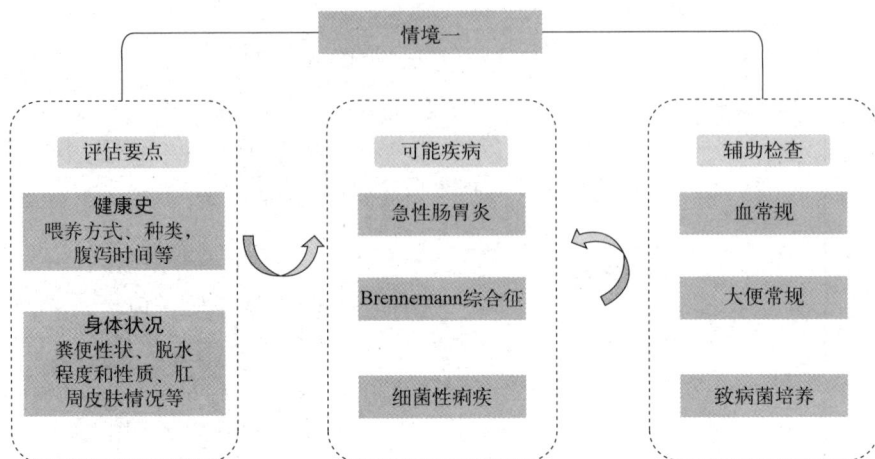

【任务实施】

护理评估

1. 健康史　评估喂养史，如喂养方式、喂何种乳品、冲调浓度、喂哺次数及每次量、添加换乳期食物及断奶情况；注意有无不洁饮食史、食物过敏史、腹部受凉或过热致饮水过多；询问患儿粪便长时期的性状变化情况，腹泻开始时间、次数、颜色、性状、量、气味，有无呕吐、腹胀、腹痛、里急后重等不适；了解是否有上呼吸道感染、肺炎等肠道外感染病史；既往有无腹泻史，有无其他疾病及长期使用抗生素病史。

2. 身体状况　评估患儿生命体征，重点观察粪便性状，观察患儿体重、前囟门、眼窝、皮肤黏膜、循环状况和尿量等情况；评估脱水程度和性质，有无低钾血症和代谢性酸中毒等症状；检查肛周皮肤有无发红、糜烂、破损。

3. 辅助检查　了解血常规、大便常规、致病菌培养、血液生化等检查结果及临床意义。

4. 心理-社会状况　评估家长对疾病的心理反应及认识程度、文化程度、喂养及护理知识等；评估患儿家庭的居住环境、经济状况、卫生习惯等。

5. 治疗原则　合理饮食，维持营养；迅速纠正水电解质平衡紊乱；控制肠道内、外感染；对症治疗，加强护理，防治并发症；避免滥用抗生素；中医穴位治疗。

【知识链接】

中医穴位治疗——脐灸

　　脐灸是中医的一种疗法，即在肚脐上隔药灸，利用肚脐皮肤薄、敏感度高、吸收快的特点，借助艾火的纯阳热力，透入肌肤，刺激组织，以调理脾胃、补益肝肾、清热利湿、祛邪止痛、增强抵抗力，对腹痛、腹胀、腹泻等症状有缓解作用，可以使血液循环更畅通，对儿童的健康成长也有好处。

情境二

【临床案例】

　　患儿于3天前开始腹泻，呈黄色稀水样便，每日4～6次，量中等，有时呕吐，为胃内容物，呈非喷射状，量少。伴轻咳、流涕。1天前大便次数增多，每日10余次。发病后患儿食欲减退，精神萎靡，尿量稍少。患儿系足月顺产，部分母乳喂养，6个月开始添加换乳期食物。

　　辅助检查：血钠132mmol/L，血钾3.2mmol/L。

【工作任务】

　　明确患儿目前存在的护理诊断/问题，制订并实施相应的护理措施。

【思维引导】

　　患儿目前主要的问题是腹泻引起的问题以及饮食、睡眠受到一定影响，因此需进行相应的对症护理和生活护理，同时也应注意观察用药反应，做好用药相关护理，护理人员应进行针对性观察，认真查找病因，明确病因。

【任务实施】

一、护理诊断/问题

1. 腹泻　与感染、喂养不当、肠道功能紊乱等有关。
2. 体液不足　与腹泻、呕吐致体液丢失过多和摄入不足有关。
3. 营养失调　低于机体需要量。与腹泻、呕吐致营养丢失过多和摄入不足有关。
4. 体温过高　与肠道感染有关。
5. 有皮肤完整性受损的风险　与大便刺激臀部皮肤有关。

二、护理措施

1. 生活护理

（1）病室环境：保持室温 18～22℃，湿度 55%～60%，定期开窗通风，保证室内空气新鲜，注意保暖，避免受凉。

（2）休息：保持病室安静，光线适当，创造好的休息环境；床单干净整洁，衣物宽松、干净，患儿皮肤清爽干净；护理各项操作尽量集中进行，减少对患儿的打扰，尽量避免在患儿睡眠中操作，使其能充分休息。

（3）饮食护理：遵循原则为由少到多，由稀到稠，根据患儿病情适当调整饮食，饮食宜清淡，忌生冷，忌油腻，要定时定量。护士还可以建议适当运用一些食疗法，如苹果膳、炒小米熬粥等，起到"食养胜药治"的效果。

母乳喂养的小儿继续母乳喂养，减少哺乳次数，缩短每次哺乳时间，暂停换乳期食物添加；人工喂养者可喂米汤、酸奶、脱脂奶等，待腹泻次数减少后给予流质或半流质饮食如粥、面条，少量多餐，随着病情稳定和好转，逐步过渡到正常饮食，多饮水。

2. 对症护理　肛周皮肤的护理：保持肛周皮肤清洁、干燥。每次大便后，用清洁全棉布蘸取温开水，对肛门及周围皮肤进行清洗，晾干后涂抹适量护臀膏。避免肛门皮肤发红或破溃，而继发感染。

3. 用药护理　一般可选用口服补液盐溶液，病毒感染不用抗生素；细菌感染者，病情未见好转，可考虑更换抗菌药物。中药在小儿腹泻中疗效较好，但在护理用药时需注意维持水电解质及酸碱平衡。

（1）口服补液，遵医嘱剂量使用。

（2）静脉补液：用于中、重度脱水或吐泻严重或腹胀的患儿。根据不同的脱水程度和性质，结合患儿年龄、营养状况、自身调节功能，决定补给溶液的总量、种类和输液速度。

（3）切勿盲目应用抗生素，密切观察，避免水电解质紊乱。

（4）发热的患儿，根据情况给予物理降温或药物降温。

4. 病情观察

（1）脱水情况：由于腹泻与呕吐丢失大量的水分，摄入量少，加之发热出汗增多，易引起脱水，首先注意观察排尿时间和量，随时报告医师，以便结合其它症状和体征，估计补液的量和液体的性质，及时纠正水电解质紊乱，及早补充钾，然后观察皮肤的弹性、黏膜是否干燥，眼窝、前囟凹陷程度及四肢末梢循环确定脱水程度及性质。对于脱水伴发热患儿，及时擦干汗液，物理降温或应用退热剂，更换衣服，利于降温；对于静脉补液患儿，在输液过程中，护士要严密观察，根据病情调节输液速度，过慢则脱水不易纠正；过快过多，则增加心脏负担，诱发心力衰竭。先天性心脏病，肺炎伴呕吐患儿，输液应慢速并侧卧，以防呕吐窒息。

（2）酸中毒的观察：脱水患儿大多有不同程度的代谢性酸中毒，产生原因为大量碱性物质随粪便丢失，尿量减少，体内酸性代谢产物不能排出。主要表现为精神萎靡、嗜睡、呼吸深而快、唇呈樱桃红色，呼吸有烂苹果味，出现以上症状时应及时报告医生，并使用碱性药物纠正。但碱性药物不可渗出血管外，以免引起局部组织坏死。酸中毒纠正后，血浆稀释，钙离子浓度会降低，患儿可能会出现低钙惊厥、抽搐等，此时可以缓慢静脉注射10%葡萄糖酸钙。

（3）观察患儿精神、意识状态，检查神经反射，防止低血钾的发生：患儿精神萎靡，肌肉软弱无力，腹胀，血钾在3.5mmol/L以下，肠蠕动减弱或消失。严重者心音低钝，心电图表现ST段下移，T波压低、平坦、双相、倒置，出现U波，P-R间期和Q-T间期延长，提示已出现低血钾。护士要随时巡视，密切观察生命体征变化，及时判断病情的变化。

情境三

【临床案例】

经1周治疗，患儿无腹泻，每日2次软便，医嘱予出院。

【思维引导】

作为责任护士，请对患儿家属进行出院宣教。

【任务实施】

出院健康宣教。

（1）指导护理：向家长解释腹泻的病因、潜在并发症以及相关的治疗措施；指导家长正确洗手并做好污染尿布及衣物的处理、出入量的监测以及脱水表现的观察；说明调整饮食的重要性；指导家长配制和使用口服补液盐（ORS）溶液，强调应少量多次饮用，呕吐不是禁忌证。

（2）做好预防：①指导合理喂养，提倡母乳喂养，避免在夏季断奶，按时逐步添加换乳期食物，防止过食、偏食及饮食结构突然变动。②注意饮食卫生，食物要新鲜，食具要定时消毒。③加强体格锻炼，适当户外活动；注意气候变化，防止受凉或过热。④避免长期滥用广谱抗生素。

【学以致用】

1 岁男婴，体重 10kg，腹泻 3 天，大便约 15 次/天，呈蛋花汤样，无腥臭味。查体：哭时无泪，尿量极少，皮肤弹性差，可见花纹，前囟和眼窝深凹陷，四肢凉，脉细弱。血生化检查：血清钠 125mmol/L，血钾 3.1mmol/L。

结合案例请思考：

1. 请为患儿制订第一天的补液方案。
2. 进行液体疗法时应注意什么？

扫一扫 获取答案

项目五　呼吸系统疾病患儿的护理

任务　肺炎患儿的护理

【任务目标】

1. **知识与技能目标**　能描述儿童发热的临床表现；能列举儿童发热常见的发病因素并说出儿童发热的治疗原则；能根据儿童发热治疗方式的不同有针对性地制订整理护理计划，能列出高热惊厥患儿的常见护理诊断、护理措施并能运用所学知识对患儿及家属进行健康教育。

2. **情感态度与价值观目标**　通过角色扮演，理解患儿及家属的心理变化特点，尊重与关爱患儿。培养学生强烈的责任感和服务意识。

【知识概要】

见思维导图 12。

情境一

【临床案例】

患儿，女，26 个月，发热 3 天伴咳嗽咳痰 1 天，收住我院。查体示 T 39.1℃，P 138 次/分，R 38 次/分，体重 13.5kg，精神软，皮肤干燥，弹性差，口腔黏膜干燥，咽红，舌苔黄厚腻，扁桃体Ⅰ度肿大，口腔一股酸臭味，无呕吐、腹泻等情况。白细胞总数 $5×10^9/L$，中性粒细胞占比 60%，单核细胞占比 25%，患儿食欲差，以"发热待查"收住入院。

【学习任务】

1. 患儿目前的症状和体征提示可能的疾病是？

2. 作为责任护士，入院后还应为患儿安排哪些辅助检查？

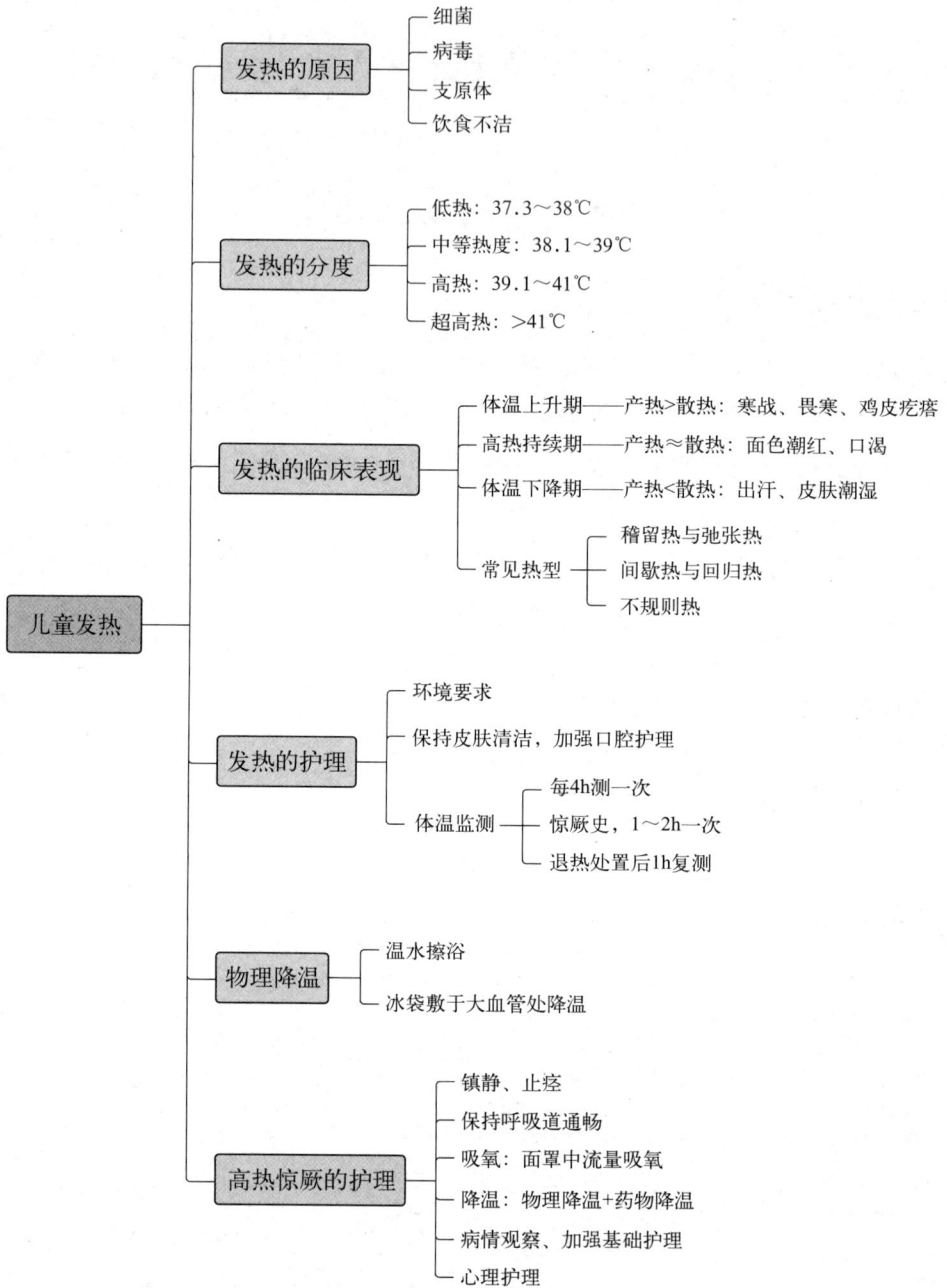

发热的原因
- 细菌
- 病毒
- 支原体
- 饮食不洁

发热的分度
- 低热：37.3～38℃
- 中等热度：38.1～39℃
- 高热：39.1～41℃
- 超高热：>41℃

发热的临床表现
- 体温上升期——产热>散热：寒战、畏寒、鸡皮疙瘩
- 高热持续期——产热≈散热：面色潮红、口渴
- 体温下降期——产热<散热：出汗、皮肤潮湿
- 常见热型
  - 稽留热与弛张热
  - 间歇热与回归热
  - 不规则热

儿童发热

发热的护理
- 环境要求
- 保持皮肤清洁，加强口腔护理
- 体温监测
  - 每4h测一次
  - 惊厥史，1～2h一次
  - 退热处置后1h复测

物理降温
- 温水擦浴
- 冰袋敷于大血管处降温

高热惊厥的护理
- 镇静、止痉
- 保持呼吸道通畅
- 吸氧：面罩中流量吸氧
- 降温：物理降温+药物降温
- 病情观察、加强基础护理
- 心理护理

思维导图 12

【思维引导】

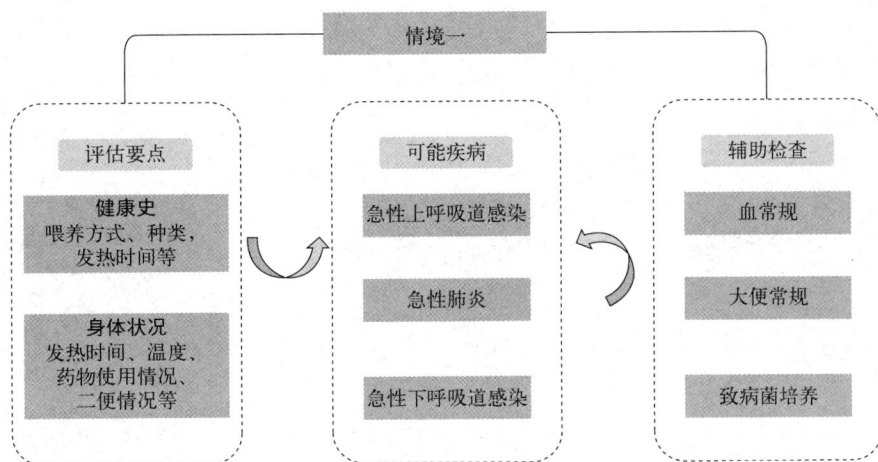

【任务实施】

护理评估

1. 健康史　评估喂养史，如喂养方式、喂何种乳品、冲调浓度、喂哺次数及每次量、添加换乳期食物及断奶情况；注意有无不洁饮食史、食物过敏史、腹部受凉或过热致饮水过多；询问患儿发热变化情况，发热开始时间、有无规律，有无呕吐、腹胀、腹痛、里急后重等不适；了解是否有上呼吸道感染、肺炎等感染病史；既往有无高热惊厥史，有无其他疾病及长期使用抗生素病史。

2. 身体状况　评估患儿生命体征，重点观察患儿体温变化，观察患儿体重、前囟门、眼窝、皮肤黏膜、循环状况和尿量等情况；评估有无脱水等症状。

3. 辅助检查　了解血常规、大便常规、致病菌培养、血液生化等检查结果及临床意义。

4. 心理-社会状况　评估家长对疾病的心理反应及认识程度、文化程度、喂养及护理知识等；评估患儿家庭的居住环境、经济状况、卫生习惯等。

5. 治疗原则　合理饮食，维持营养；降低体温；控制细菌感染；对症治疗，加强护理，防治并发症；避免滥用抗生素，应用中医传统疗法治疗。

💡📋 【知识链接】

中医传统疗法——小儿推拿

发热是小儿疾病常见的一个症状。引起发热的原因很多，需要医生作出明确诊断，以便正确处理。小儿发热大多由感冒或食积引起。在医生诊治前施以推拿，常有助于退热。

清天河水

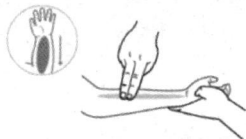

位置：前臂内侧正中，自腕横纹上至肘横纹上呈一条直线。
手法：推法，以示、中指指腹自腕推向肘部，在穴位上做直线推动。
次数：200次。
作用：此穴性温凉平和，能清热解表、泄火除烦，用于治疗热性病症，清热而不伤阴。

清肺经

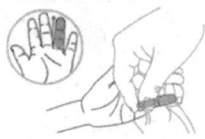

位置：无名指末节罗纹面。
手法：推法，以拇指侧面或指腹，由指根向指尖方向直推。
次数：推100~300次。
作用：用清法能清热解表，止咳化痰，用补法补肺益气。

推三关

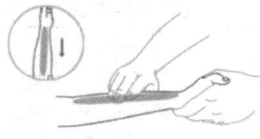

位置：前臂外侧缘，由腕横纹至肘横纹一直线。
手法：一手握持手，另一手以拇指外侧面或示指、中指指腹自腕横纹推向肘横纹。
次数：推100~500次。
作用：培补元气、补气调气、温阳散寒、发汗解表。

开天门

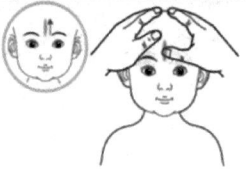

位置：两眉中间至前发际呈一直线。
手法：用拇指的指腹推拿，在开天门的穴位上用拇指指腹从下到上交替直推。
次数：50~100次
作用：可醒脑，镇惊，安神。

运太阳

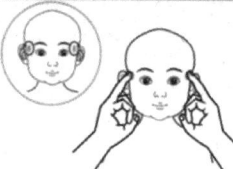

位置：眉梢与眼角延长线相交处，眉后按之凹陷处。
手法：用中指指端在穴位上，以顺时针做弧形或环形运转推动。
次数：50~100次
作用：开窍、醒神。

推坎宫

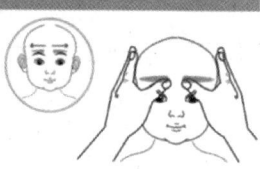

位置：自眉头沿眉心向眉梢呈一横线。
手法：两拇指自眉心向眉梢做分推。
次数：50~100次。
作用：疏散解表、提精神。

📋 情境二

【临床案例】

患儿入院 2h 后，体温 39.8℃，双肺呼吸音粗，未闻及干、湿啰音。
辅助检查：胸部 X 线未见明显异常。

【工作任务】

明确患儿目前存在的护理诊断/问题，制订并实施相应的护理措施。

【思维引导】

患儿目前主要的问题是发热引起的问题以及饮食、睡眠受到一定影响，因此需进行相应的对症护理和生活护理，同时也应注意观察用药反应，做好用药相关护理，护理人员应进行针对性观察，认真查找病因，明确病因。

【任务实施】

一、护理诊断/问题

1. 舒适度减弱　咽痛、鼻塞与上呼吸道炎症有关。
2. 体温过高　与上呼吸道感染有关。
3. 潜在并发症　热性惊厥。

二、护理措施

1. 一般护理　注意休息，减少活动。保持室内空气清新，但应避免空气对流。

2. 促进舒适　保持室温18～22℃，湿度50％～60％，以减少空气对呼吸道黏膜的刺激。保持口腔清洁，婴幼儿饭后喂少量的温开水以清洗口腔，口唇涂油类以避免干燥。及时清除鼻腔及咽喉部分泌物和干痂，保持鼻孔周围的清洁，并用凡士林、液状石蜡等涂抹鼻翼部的黏膜及鼻下皮肤，以减轻分泌物的刺激。嘱患儿不要用力擤鼻，以免炎症经咽鼓管向中耳发展，引起中耳炎。

3. 发热的护理　卧床休息，保持室内安静、温度适中、通风良好。衣被不可过厚，以免影响机体散热。保持皮肤清洁，及时更换被汗液浸湿的衣被。加强口腔护理。每4h测量体温一次，并准确记录，如为超高热或有热性惊厥史者须1～2h测量一次。退热处置1h后复测体温，并随时注意有无新的症状或体征出现，以防惊厥发生或体温骤降。如有虚脱表现，应予保暖，饮热水，严重者给予静脉补液。体温超过38.5℃时给予药物降温。若婴幼儿虽有发热甚至高热，但精神较好，玩耍如常，在严密观察下可暂不处置。有高热惊厥病史者应及早给予处置。

4. 保证充足的营养和水分　给予富含营养、易消化的饮食。有呼吸困难者，应少食多餐。婴儿哺乳时取头高位或抱起喂食，呛咳严重者用滴管或小勺慢慢喂，以免进食用力或呛咳加重病情。因发热、呼吸增快增加水分消耗，所以要注意常喂水，入量不足者进行静脉补液。

5. 病情观察　密切观察病情变化，注意咳嗽的性质、神经系统症状、口腔黏膜改变及皮肤有无皮疹等，以便早期发现麻疹、猩红热、百日咳、流行性脑脊髓膜炎等急性传染病。注意观察咽部充血、水肿、化脓的情况，疑有咽后壁脓肿时，应及时报告医师，同时要注意防止脓肿破溃后脓液流入气管引起窒息。有可能发生惊厥的患儿应加强巡视，密切观察体温变化，床边设置床栏，以防患儿坠床，备好急救物品和药品。

6. 用药护理　使用解热镇痛药后应注意多饮水，以免大量出汗引起虚脱；高热惊厥的患儿使用镇静剂时，应注意观察止惊的效果及药物的不良反应；使用青霉素等抗生素时，应注意观察有无过敏反应发生。

7. 健康教育　儿童居室应宽敞、整洁、采光好。室内应采取湿式清扫，经常开窗通气，成人应避免在儿童居室内吸烟，保持室内的空气新鲜。合理喂养儿童，婴儿提倡母乳喂养，及时添加换乳期食物，保证摄入足量的蛋白质及维生素；要营养均衡，纠正偏食。多进行户外活动，加强体格锻炼，增强体质，提高呼吸系统的抵抗力与适应环境的能力。在气候骤变时，应及时增减衣服，既要注意保暖、避免着凉，又要避免出汗过多，出汗后及时更换衣物。在上呼吸道感染的高发季节，避免带儿童去人多、拥挤、空气不流通的公共场所。体弱儿童建议注射流感疫苗增加对感染的防御能力。

情境三

【临床案例】

患儿入院 2h 后，突发抽搐，全身寒战，无双眼上翻凝视，无口吐白沫，双肺呼吸音粗，未闻及干、湿啰音，心律齐，无杂音，腹软，四肢厥冷。

查体：体温 39.8℃，心率 140 次/分，呼吸 30 次/分。

患儿家长十分紧张，一直询问医生孩子情况怎么样。

【思维引导】

1. 作为责任护士，对"惊厥"的患儿可以采取哪些急救措施？
2. 面对焦急的家属，责任护士应该做些什么？

【任务实施】

患儿惊厥发作时就地抢救，松解衣扣，取头侧位平卧，吸去咽喉部分泌物及痰液，防止吸入分泌物而导致窒息；将舌用包有纱布的舌钳轻轻向外牵拉，防止舌后坠堵塞呼吸道。给予持续低流量氧气吸入，禁止一切不必要的刺激。惊厥患儿应有专人守护，营造安全的治疗环境，拉起床栏，并在床栏处放置棉垫，防坠床和碰伤。备好急救用品。

1. 镇静止痉

（1）首选地西泮（安定）：开通静脉通道后立即静脉注射地西泮 0.1~0.3mg/kg，一次总量不超过 10mg，注射速度 1~2mg/min，大多 1~2min 起效，30min 后可重复使用，要密切观察患儿的抽搐情况及呼吸频率。

（2）苯巴比妥钠，每次 8～10mg/kg，肌内注射或静脉缓注。

（3）10％水合氯醛 0.5mL/kg 保留灌肠，其止惊作用快而且操作简便，必要时 30min 重复使用一次。

（4）针刺止痉是既简单又经济有效的止痉方法。常用针刺穴位：人中、合谷、少商、十宣等。

2. 物理降温　头部置冰袋，或在颈部两侧、腋下两侧、腹股沟两侧用冰袋降温，由于患儿小、皮肤细嫩，要防止冻伤，冰袋外包裹毛巾；也可用 30％～50％的酒精或 35～40℃的温水擦浴，但忌擦胸前区及腹部。也可用冷盐水灌肠。

3. 药物降温　通常使用对乙酰氨基酚退热，但剂量不可过大，用药时间不可过长，必要时用冬眠合剂进行降温。

4. 降温观察　物理降温与降温药物的合理使用可以使体温降到满意结果，降温处理 0.5h 后复测体温并记录，必要时给予氧气吸入。鼓励患儿多饮水，给予富含维生素、易消化的清淡饮食，少食多餐，必要时遵医嘱静脉补液。

5. 应用脱水剂的护理　在降温的基础上遵医嘱应用脱水剂防止脑水肿，一般选用 20％甘露醇静脉快速滴注。输液过程中应密切观察有无液体外渗，如有外渗应立即用 2％的普鲁卡因局部封闭，禁热敷。更换穿刺部位，重新输入。同时需交代患儿家长不能自行调节输液速度，以免达不到脱水作用延误病情，加重脑损伤。

【知识链接】

穴位的定位

十宣：在手十指尖端，距指甲游离缘 0.1 寸，左右共 10 个穴位。

人中：位于鼻下上嘴唇沟的上 1/3 与下 2/3 交界处。

合谷：在手背，第 1、2 掌骨间，当第二掌骨桡侧的中点处。或以一手的拇指指骨关节横纹，放在另一手拇、示指之间的指蹼缘上，拇指尖下即是。

少商：位于手部大拇指指甲外侧。

情境四

【临床案例】

经 1 周治疗，患儿无发热，偶有咳嗽，医嘱予出院。

【工作任务】

作为责任护士，请对患儿家属进行出院宣教。

【任务实施】

出院健康宣教：科学养育小儿，加强营养，多进行户外活动，多晒太阳，锻炼身体，增强体质。少带小儿去人多的公共场所，预防感冒。患儿若有发热应进行物理降温或药物降温，及时控制体温是预防惊厥的关键，体温不降时应及时就医。癫痫患儿出院，告知家长应严格遵医嘱继续服药，强调长期规律服药的重要性。定期复查，注意药物的毒副作用。在日常生活中注意观察患儿有无神经系统的后遗症，早期发现给予对症治疗及康复训练。

【学以致用】

患儿，男，8个月，因发热、咳嗽3天，伴气促入院。

病史：患儿入院前3天无明显诱因出现咳嗽，喉部有痰液，不易咳出，夜间加剧。在家自行服用"感冒药"不见好转。今晨出现高热，体温 $39.2℃$，咳嗽剧烈，伴有气促。

查体：体温 $39.5℃$，脉搏136次/分，呼吸46次/分，神志清，呼吸急促，面色苍白，咽部充血，心律齐，两肺中下部闻及中、细湿啰音及喘鸣音，腹平，肝右肋下1.5cm。

辅助检查：白细胞 $10×10^9/L$，X线胸片显示两肺下部见点片状阴影。

结合案例请思考：

1. 患儿入院后护士应从哪几个方面进行评估？
2. 该患儿目前主要的护理问题有哪些？
3. 该如何进行护理？

扫一扫 获取答案

模块三　常见妇儿危重问题的救护 ➤➤

项目一　妊娠期特有疾病患者的护理

任务一　妊娠高血压患者的护理

【任务目标】

1. **知识与技能目标**　能理解妊娠高血压的基本病理变化；能区分妊娠高血压的临床分类；能对妊娠高血压进行护理评估；能为妊娠高血压患者制定整体护理计划；能准确评估孕妇水肿的严重程度；能规范开展硫酸镁的用药护理。

2. **情感态度与价值观目标**　通过讲解案例，指导学生准确判读水肿的严重程度和规范使用硫酸镁，培养学生严谨治学、精益求精的精神。

【知识概要】

见思维导图 13。

情境一

【临床案例】

患者，女，28 岁，已婚，生育史 0-0-0-0。因"停经 38＋周，双下肢浮肿 3 个月"于 2023 年 9 月 30 日上午收入院待产。

体格检查：T 36.7℃，P 92 次/分，R 19 次/分，BP 128/74mmHg，基础血压 90/54mmHg，尿蛋白（—）。

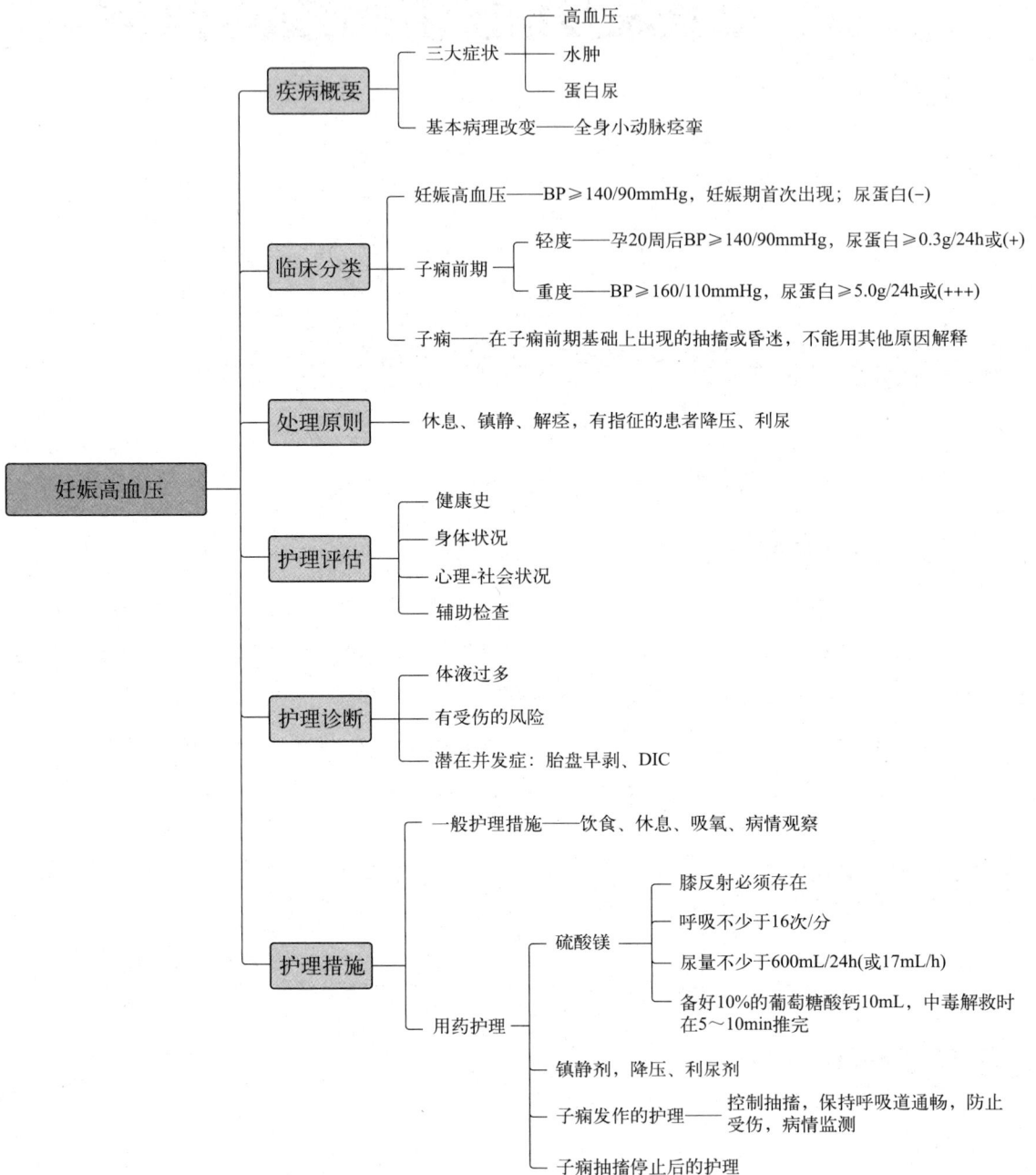

妊娠高血压

- 疾病概要
  - 三大症状
    - 高血压
    - 水肿
    - 蛋白尿
  - 基本病理改变——全身小动脉痉挛

- 临床分类
  - 妊娠高血压——BP≥140/90mmHg，妊娠期首次出现；尿蛋白(−)
  - 子痫前期
    - 轻度——孕20周后BP≥140/90mmHg，尿蛋白≥0.3g/24h或(+)
    - 重度——BP≥160/110mmHg，尿蛋白≥5.0g/24h或(+++)
  - 子痫——在子痫前期基础上出现的抽搐或昏迷，不能用其他原因解释

- 处理原则——休息、镇静、解痉，有指征的患者降压、利尿

- 护理评估
  - 健康史
  - 身体状况
  - 心理-社会状况
  - 辅助检查

- 护理诊断
  - 体液过多
  - 有受伤的风险
  - 潜在并发症：胎盘早剥、DIC

- 护理措施
  - 一般护理措施——饮食、休息、吸氧、病情观察
  - 用药护理
    - 硫酸镁
      - 膝反射必须存在
      - 呼吸不少于16次/分
      - 尿量不少于600mL/24h(或17mL/h)
      - 备好10%的葡萄糖酸钙10mL，中毒解救时在5～10min推完
    - 镇静剂，降压、利尿剂
    - 子痫发作的护理——控制抽搐，保持呼吸道通畅，防止受伤，病情监测
    - 子痫抽搐停止后的护理

思维导图 13

【学习任务】

如果你是责任护士，请为该患者进行入院评估。

【思维引导】

产妇入院后，由责任护士进行入院评估，主要评估以下内容：

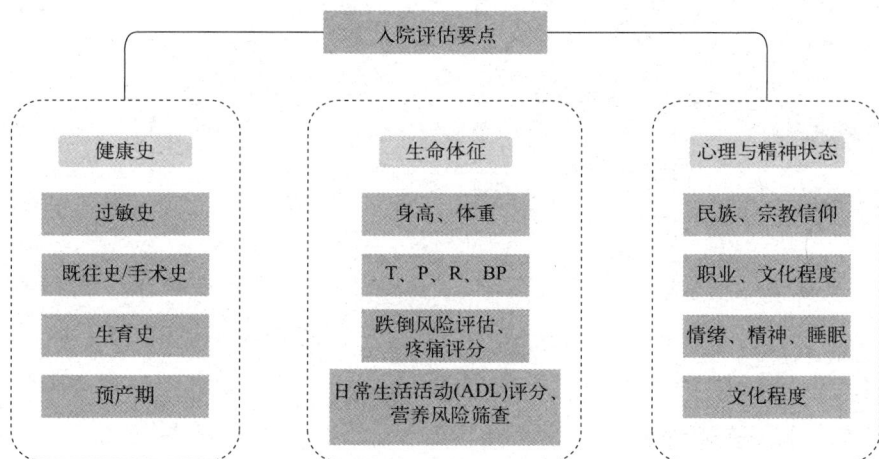

```
                        入院评估要点
    ┌───────────────────┬───────────────────┬───────────────────┐
    │    健康史          │    生命体征        │  心理与精神状态     │
    │  ┌───────────┐    │  ┌───────────┐    │  ┌───────────┐    │
    │  │  过敏史    │    │  │ 身高、体重 │    │  │民族、宗教信仰│   │
    │  └───────────┘    │  └───────────┘    │  └───────────┘    │
    │  ┌───────────┐    │  ┌───────────┐    │  ┌───────────┐    │
    │  │既往史/手术史│   │  │ T、P、R、BP│    │  │职业、文化程度│   │
    │  └───────────┘    │  └───────────┘    │  └───────────┘    │
    │  ┌───────────┐    │  ┌──────────────┐ │  ┌───────────┐    │
    │  │  生育史    │    │  │跌倒风险评估、 │ │  │情绪、精神、睡眠│ │
    │  └───────────┘    │  │  疼痛评分    │  │  └───────────┘    │
    │  ┌───────────┐    │  └──────────────┘ │  ┌───────────┐    │
    │  │  预产期    │    │ ┌──────────────┐  │  │  文化程度  │    │
    │  └───────────┘    │ │日常生活活动(ADL)评分│ │  └───────────┘   │
    │                   │ │  营养风险筛查   │  │                   │
    │                   │ └──────────────┘  │                   │
    └───────────────────┴───────────────────┴───────────────────┘
```

【任务实施】

护理评估

（一）健康史

详细询问是否存在妊娠高血压的诱发因素，本次妊娠后血压变化情况，是否伴有蛋白尿、水肿；有无头痛、视力改变及上腹不适等症状。

（二）身体状况

1. 血压　血压高低与病情有直接关系，测出的血压值注意与基础血压比较，初次血压升高者应休息 1h 后复测。

2. 尿蛋白　取中段尿检查，凡尿蛋白定量≥0.3g/24h 者为异常。

3. 水肿　患妊娠高血压的孕妇的水肿一般休息后不缓解，应评估有无水肿及水肿的范围：水肿局限于膝盖以下为"＋"，延及大腿为"＋＋"，延及外阴、腹部为"＋＋＋"，全身水肿或伴有腹水为"＋＋＋＋"。

4. 自觉症状　孕妇出现头痛、视物模糊、上腹部不适等症状时，提示病情进一步发展，应引起高度重视。

（三）心理-社会状况

患妊娠高血压的孕妇常因担心胎儿安危而表现出沮丧、郁闷、烦躁不安的情绪；如疾病控制效果不明显会表现出悲观、失望、不知所措；家属则表现为紧张。

（四）辅助检查

1. 常规检查　血、尿常规；肝、肾功能；血脂；尿酸；凝血功能；心电图；胎心监测；B超检查胎儿、胎盘、羊水。

2. 相关检查　凝血功能检查；电解质；动脉血气分析；眼底检查；B超检查肝、胆囊、肾、胰、脾等脏器；心脏彩超及心功能测定；胎儿脐动脉血流指数、子宫动脉血流变化；头颅 CT 或 MRI 检查。

情境二

【临床案例】

10月1日9∶00，产妇开始正规宫缩；10∶00病房行阴道检查：宫口 3.0cm，先露—1.5cm，BP 111/65mmHg，转产房，期间观察产程进展、监测生命体征。

20∶00 测生命体征：T 37.0℃，BP 150/82mmHg，无头痛头晕、视物模糊等不适主诉，汇报医生，遵医嘱予拉贝洛尔 2 片口服，床旁备开口器、压舌板。

20∶30 测 BP 128/78mmHg。

【学习任务】

1. 请思考妊娠高血压的治疗原则。
2. 请列举妊娠高血压的一般护理措施和用药护理要点。

【思维引导】

妊娠高血压的基本原则是休息、镇静、解痉，有指征的患者降压、利尿，密切监测母胎情况，适时终止妊娠。而针对不同的临床分类，在治疗上又有一些区别。

①妊娠高血压：加强产检，控制病情，以休息、饮食为主，酌情降压治疗。

②子痫前期：住院治疗，镇静、解痉、降压，合理扩容，必要时利尿，密切监测母胎情况，适时终止妊娠。

③子痫：控制抽搐，纠正缺氧和酸中毒，病情稳定后终止妊娠。

妊娠高血压的一般护理措施以饮食、休息和病情观察为主，而在用药护理方面，重点应关注硫酸镁的用药注意事项。

【任务实施】

一、一般护理措施

1. **饮食** 指导孕妇进食富含蛋白质、维生素、钙、铁、锌等营养物质的食物；减少食盐和脂肪摄入。

2. **休息** 保持病室安静、整洁，保证充足睡眠，睡眠时间≥10h/d，以左侧卧位为宜。

3. **间断吸氧** 2～3次/天，30分/次，改善全身主要脏器与胎盘的氧供。

4. **病情观察** 重视产妇主诉，如头痛、视物模糊、上腹部不适等；每日测血压、尿蛋白、体重各一次；注意监测胎心、胎动、宫缩等情况。

二、用药护理

1. **硫酸镁** 是治疗子痫的一线药物，也是预防子痫前期发展为子痫的药物。

（1）用药指征：控制子痫抽搐及防止再抽搐；预防重度子痫前期发展为子痫；子痫前期临产前用药预防抽搐。

（2）用药方法：可选择深部肌注结合静脉用药；严格掌握药物用量，15～20g/d，控制滴速（滴速1g/h，不超过2g/h），控制子痫时24h用量可达25～30g。

（3）毒性反应：硫酸镁的治疗浓度与中毒浓度相近，发生硫酸镁中毒时，首先为膝反射消失，进一步出现全身肌肉张力减退及呼吸抑制，严重者心跳骤停，危及生命。

（4）注意事项：用药过程中注意加强对产妇血压的监测；用药前、中、后均应监测以下指标。膝反射必须存在；呼吸不少于16次/分；尿量不少于400mL/24h（或17mL/h）。出现毒性反应时应立即停用硫酸镁并备好10%的葡萄糖酸钙10mL，中毒解救时在5～10min内推完。

2. **镇静剂** 地西泮（安定）10mg肌内注射或静脉推注可预防子痫发作；冬眠合剂用于反复抽搐难以控制者。使用时绝对卧床休息，防止直立性低血压。

3. **降压** 使用降压药时，严密监测血压，根据血压水平来调节用药速度及药量。

4. **利尿** 在全身或主要脏器严重水肿的情况下使用，需严密监测有无血容量不足的临床表现。

【知识链接】

患妊娠高血压的孕妇日常生活保健

妊娠高血压是妊娠与血压升高并存的一组疾病，发病率为5%～12%，影响母婴的身体健康。在日常生活中，患妊娠高血压的孕妇应注意以下几点。

① 合理安排饮食：每天摄入蔬菜 500g，水果 200～400g；进食高蛋白食物，如瘦肉、鱼、虾等，适当限制食盐的摄入量；不吃或少吃糖果、点心、甜饮料、油炸食品等。

② 活动与休息：根据孕妇情况适度活动，如散步等，建议外出时有家属陪伴；卧床休息时以左侧卧位为主，缓慢改变姿势，从平卧位改变成坐位或站立位时，若发生头晕、眼花，应立即停止并休息片刻。

③ 室内环境：室内地面应保持清洁干燥，减少障碍物，孕妇应穿防滑鞋以防摔伤。

④ 胎儿监护：每日早中晚自测胎动 1h。

⑤ 情绪放松：保持心情舒畅，避免精神压力，家属应帮助孕妇及时调节不良情绪。

⑥ 及时就诊：若发现胎动异常或出现头晕、头痛、视物模糊等症状应及时就医。

情境三

【临床案例】

21：50，测量产妇生命体征：BP 150/90mmHg，R 22 次/分，血氧饱和度 98%；主诉脑后疼痛，评估产妇意识清醒，汇报医生；

21：52，产妇突然发生抽搐，意识模糊，呼之不应，口吐白沫。立即呼救，制动，责任组长到场立即组织抢救：配合麻醉医生维持呼吸道通畅、吸痰，压舌板预防舌咬伤，推抢救车，开放第二路静脉通路，心电监护。

【学习任务】

产妇子痫发作时的应急护理措施有哪些？

【思维引导】

子痫发作时，产妇表现为抽搐，意识模糊，呼之不应，口吐白沫，此时保持产妇呼吸道通畅是首要护理措施。与此同时，还需及时放置压舌板防止舌咬伤、配合医生控制抽搐、配合麻醉医生管理气道、开放静脉通路并进行病情监测，因此，产妇子痫发作时能否快速组成抢救团队，开展高效团队合作是抢救成功与否的关键（图 3-1）。

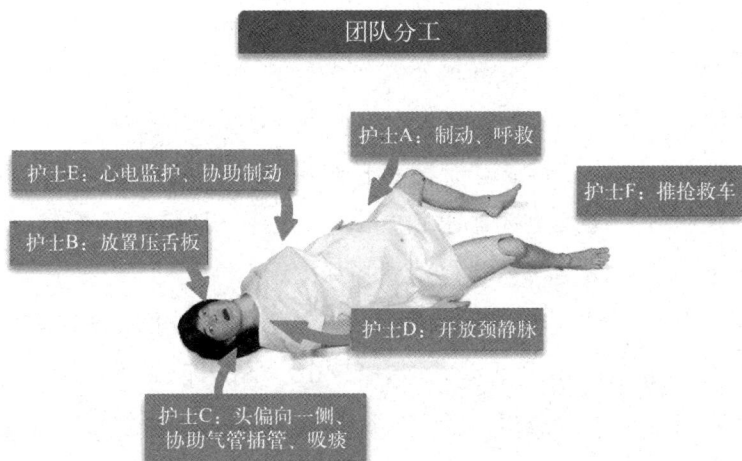

图 3-1 产妇子痫发作时的团队分工

【任务实施】

一、子痫护理要点

1. 保持呼吸道通畅 首要护理措施。去枕平卧，头偏向一侧，及时吸出分泌物及呕吐物，以免出现窒息；立即给氧。

2. 协助医生控制抽搐 硫酸镁为首选用药，必要时同时应用高效镇静剂等药物。

3. 防止受伤 开口器或压舌板置于上下磨牙之间，防止舌咬伤；必要时拉床栏或使用约束带防止坠床；取出义齿。

4. 专人护理，严密监护 密切监测生命体征，记录出入量；做好血、尿检验和各项特殊检查，及时发现肺水肿、急性肾衰竭、脑出血等并发症。

5. 做好终止妊娠的准备 子痫发作后多自然临产，应及时发现产兆并做好抢救母婴的准备。

二、心理护理

耐心倾听患者主诉，了解心理变化；说明本病的病理过程及转归，解释治疗护理方法和目的，取得配合；教会患者自我放松的方法，如听音乐、与人交流、倾诉，以减轻紧张忧虑的情绪，积极配合治疗、护理。

【学以致用】

周某，33 岁，初孕，末次月经 2023 年 3 月 29 日，孕 7 月开始下肢水肿，不消退，近一个月常有头晕、头痛，服药缓解。

12 月 22 日 18：20，产妇突感较多液体经阴道流出，宫缩强，阴道检查宫口开大

1cm，胎膜已破，实验室检查示尿蛋白（＋＋）。体格检查示 T 37.0℃，P 100 次/分，BP 165/105mmHg。

21：40，产妇突然发生抽搐，意识模糊，呼之不应，口吐白沫。责任组长到场立即组织紧急救护。21：54，抽搐停止，责任组长组织后续抢救：遵医嘱地西泮 10mg 静脉推注，25％硫酸镁 20mL 加入生理盐水 100mL，快速静脉滴注；检查血常规、血 DIC、血生化、交叉配血试验；测生命体征；留置导尿管。

22：00，医生查宫口开全，先露棘下 3cm，羊水清，胎心 120 次/分，嘱产钳助产。

22：05，医生产钳助产出一活婴，女，2500g，Apgar 评分 8～10 分，产妇血压平稳，无不适主诉，转重症监护病房（ICU）观察，新生儿送新生儿科观察。

结合案例请思考：

如果你是责任组长，应如何组织产妇抽搐发作时的紧急救护及抽搐停止后的护理呢？请绘制团队救护站位图并明确分工。

扫一扫 获取答案

任务二　妊娠糖尿病患者的护理

【任务目标】

1. 知识与技能目标　能说出妊娠糖尿病（GDM）患者妊娠期、分娩期及产褥期护理内容；能描述妊娠糖尿病患者新生儿宝宝的护理措施；能及时识别产程中出现的问题，并给予恰当的指导；能对妊娠糖尿病患者进行出院宣教。

2. 情感态度与价值观目标　具备严谨治学的学习态度；树立敬畏生命、关爱孕产妇的职业情感。

【知识概要】

见思维导图 14。

情境一

【临床案例】

孕妇张女士，女，已婚，生育史 0-0-1-0，孕期体重增加 20kg，孕 26 周时在外院行 75g 糖耐量试验示：空腹血糖 5.12mmol/L、餐后 1h 血糖 10.5mmol/L、餐后 2h 血糖 8.67mmol/L。既往体健，无糖尿病、肾病等疾病史。

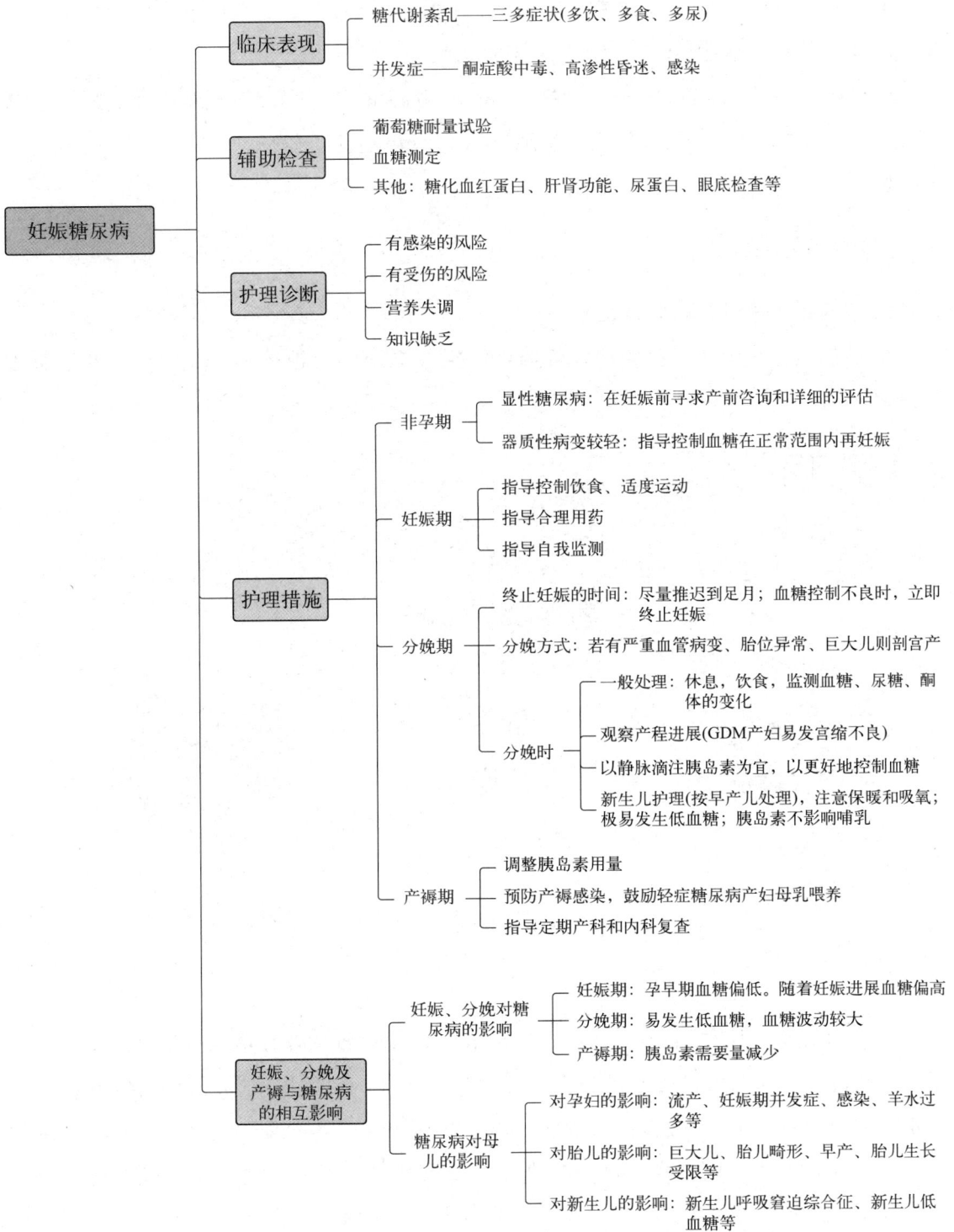

妊娠糖尿病

- 临床表现
  - 糖代谢紊乱——三多症状(多饮、多食、多尿)
  - 并发症——酮症酸中毒、高渗性昏迷、感染

- 辅助检查
  - 葡萄糖耐量试验
  - 血糖测定
  - 其他:糖化血红蛋白、肝肾功能、尿蛋白、眼底检查等

- 护理诊断
  - 有感染的风险
  - 有受伤的风险
  - 营养失调
  - 知识缺乏

- 护理措施
  - 非孕期
    - 显性糖尿病:在妊娠前寻求产前咨询和详细的评估
    - 器质性病变较轻:指导控制血糖在正常范围内再妊娠
  - 妊娠期
    - 指导控制饮食、适度运动
    - 指导合理用药
    - 指导自我监测
  - 分娩期
    - 终止妊娠的时间:尽量推迟到足月;血糖控制不良时,立即终止妊娠
    - 分娩方式:若有严重血管病变、胎位异常、巨大儿则剖宫产
    - 分娩时
      - 一般处理:休息,饮食,监测血糖、尿糖、酮体的变化
      - 观察产程进展(GDM产妇易发宫缩不良)
      - 以静脉滴注胰岛素为宜,以更好地控制血糖
      - 新生儿护理(按早产儿处理),注意保暖和吸氧;极易发生低血糖;胰岛素不影响哺乳
  - 产褥期
    - 调整胰岛素用量
    - 预防产褥感染,鼓励轻症糖尿病产妇母乳喂养
    - 指导定期产科和内科复查

- 妊娠、分娩及产褥与糖尿病的相互影响
  - 妊娠、分娩对糖尿病的影响
    - 妊娠期:孕早期血糖偏低。随着妊娠进展血糖偏高
    - 分娩期:易发生低血糖,血糖波动较大
    - 产褥期:胰岛素需要量减少
  - 糖尿病对母儿的影响
    - 对孕妇的影响:流产、妊娠期并发症、感染、羊水过多等
    - 对胎儿的影响:巨大儿、胎儿畸形、早产、胎儿生长受限等
    - 对新生儿的影响:新生儿呼吸窘迫综合征、新生儿低血糖等

思维导图 14

现停经 32 周来我院做产前检查，无腹痛、腹胀，无阴道流血、流液，无畏寒、发热，无恶心呕吐，无外阴阴道瘙痒等不适，自觉胎动如常，至本院就诊，查胎心 140 次/分，胎动好，产妇因体重增长过快感到焦虑。

产科检查：子宫高度 36cm，腹围 100cm，枕左前位（LOA）。超声提示宫内单活胎，羊水指数 25cm。实验室检查示空腹血糖 6.1mmol/L，尿糖（＋）。

诊断：妊娠糖尿病，羊水过多。

【学习任务】

1. 请为张女士进行入院评估。

2. 请提出该患者最主要的护理诊断，制定妊娠期的监护措施，并为孕妇及家属进行健康宣教。

【思维引导】

1. 入院评估

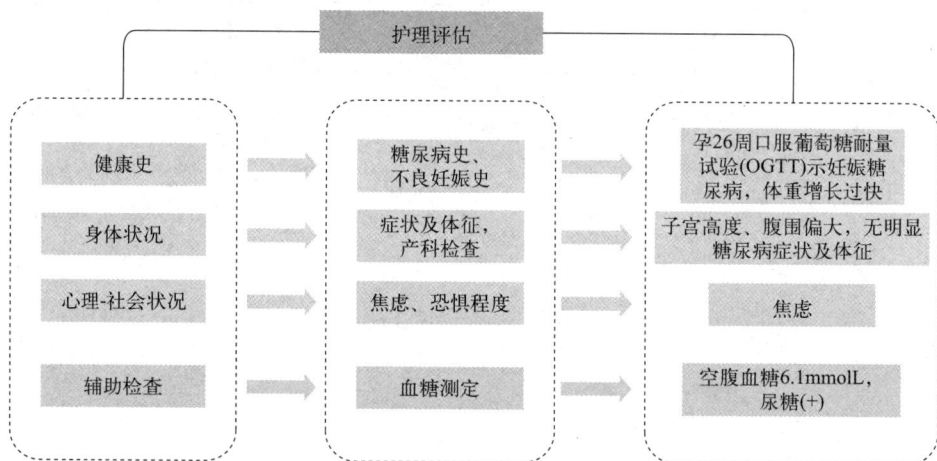

2. 护理分析　该孕妇现孕 32 周，体重增加 20kg，说明体重增长过快，产科检查提示子宫高度、腹围偏大，可能存在巨大儿风险。此外，超声提示羊水指数 25cm，符合羊水过多的诊断，羊水过多可使胎膜早破及早产发病率增高。现孕妇空腹血糖为 6.1mmol/L，说明孕妇血糖控制不理想。护理该患者时应进行针对性的健康指导，使其充分了解妊娠糖尿病的危害，认识妊娠期控制血糖的重要性，进行心理疏导，减轻焦虑。同时要制定饮食及运动治疗的方案，将血糖控制在理想水平，保证胎儿的正常生长发育，预防妊娠糖尿病相关并发症。若通过合理的饮食与运动控制，血糖未能达到理想水平，则需增加药物治疗，并指导孕妇正确的胰岛素用药方法。

【任务实施】

一、护理评估

1. 健康史　评估孕妇有无糖尿病史及其病情发展、用药情况等，询问孕产史、家族史、不明原因流产、死胎和巨大儿情况等。

2. 身体状况　询问有无"三多"症状（多饮、多食、多尿）、反复发作的外阴阴道假丝酵母菌病；评估血糖控制情况、用药情况及疗效、是否出现并发症等；行产科检查了解胎儿生长发育情况，注意判断有无流产、羊水过多、巨大儿及畸形儿等异常产科情况。

3. 心理-社会状况　评估孕妇有无焦虑、恐惧心理，同时应注意孕产妇及家人对疾病的认知情况。发生不良妊娠及分娩结局时，应及时评估孕产妇反应，并关注社会及家庭支持情况。

4. 辅助检查

（1）血糖测定：妊娠 24～28 周，空腹血糖 ≥5.1mmo/L，可直接诊断为妊娠糖尿病。空腹血糖 4.4～5.1mmol/L 时，应尽早行 75g OGTT。空腹血糖 <4.4mmol/L 时，可暂不行 75g OGTT。

（2）口服葡萄糖耐量试验（OGTT）：有条件的医疗机构，在妊娠 24～28 周后行 75g OGTT。禁食 12h 后，口服葡萄糖 75g，其正常值上限为空腹 5.1mmol/L、1h 10.0mmol/L、2h 8.5mmol/L，其中任何一个项目达到或超过上述标准者诊断为妊娠期糖尿病。

（3）其他：胎儿超声检查、无应激试验、胎盘功能测定、肝肾功能检查等。

二、护理诊断

1. 营养失调　营养摄入高于机体需要量，与血糖代谢异常有关。

2. 有胎儿受伤的风险　与糖尿病可能引起的胎盘功能受损、组织缺氧有关。

3. 知识缺乏　缺乏血糖监测、体重控制等自我管理相关知识。

三、护理措施

1. 一般护理

（1）定期产前检查：妊娠糖尿病孕妇应规范进行产前检查，其次数和间隔时间视病情轻重而定。孕前已患糖尿病孕妇早期应每周检查 1 次，至第 10 周，以后每 2 周检查 1 次，妊娠 32 周后每周检查 1 次。

（2）血糖监测：妊娠糖尿病孕妇孕期应加强监护，指导产妇每日自行监测血糖，将血糖控制为餐前 ≤5.3mmol/L 及餐后 2h≤6.7mmol/L，夜间血糖不低于 3.3mmol/L。

孕前已患糖尿病孕妇妊娠早期血糖控制勿过于严格，以防低血糖发生，其餐前、夜间血糖及空腹血糖宜控制在 3.3～5.6mmol/L，餐后血糖峰值 5.6～7.1mmol/L。

（3）病情观察：每日监测血压，每周测量子宫高度、腹围、体重，每 1～2 个月测定肾功能及糖化血红蛋白含量，并进行眼底检查。同时监护胎儿生长发育情况、胎儿成熟度、胎盘功能等，教会孕妇自数胎动，必要时可行胎儿电子监护。

2. 控制饮食　饮食治疗是妊娠糖尿病的治疗和护理基础，通过控制饮食使孕妇血糖控制在正常范围并满足胎儿成长发育的需求。

（1）饮食治疗原则：①控制总能量，建立合理的饮食结构；②均衡营养，合理控制摄入碳水化合物、蛋白质和脂肪的比例；③少量多餐，强调睡前加餐；④高纤维饮食；⑤饮食清淡，低脂、少油、少盐，禁止精制糖的摄入；⑥合理控制孕妇及胎儿的体重增长。

（2）饮食指导：在制定饮食方案时应综合考虑血糖水平、个人饮食习惯、体力活动水平及妊娠期生理学特点，在限制碳水化合物摄入的同时保证营养充足，保证孕妇在孕期体重适当增加，并将血糖维持在正常水平，减少并发症的发生。建议将每日摄入的热量分配于三餐三点中，早餐和早点摄入 25%，午餐及午点摄入 30%，晚餐摄入 30%，睡前摄入 15%。建议每日摄入的营养物质占比如下。

①碳水化合物：应占总能量的 50%～60%，且每日摄入量应为 2175g，以保证胎儿大脑获得足够的能量并避免发生酮症。碳水化合物应选择血糖生成指数较低的粗粮，如荞麦面等富含 B 族维生素、微量元素及食物纤维的主食。

②蛋白质：每日摄入的蛋白质占总能量的 15%～20%，其中动物性蛋白质至少占 1/3。应推荐孕妇食用禽、畜和鱼肉、蛋类、豆类食品等。

③脂肪：每日摄入的脂肪占总能量的 25%～30%，以不饱和脂肪酸为主。此外，增加含铁、钙、维生素食物的摄入，不宜食用各种糖、饮料、糖制糕点等引起高血糖的食物，适当限制钠盐的摄入。

3. 适度运动　运动治疗应充分体现个体化及安全性的特点，结合孕妇自身身体素质，合理安排运动的时间和强度。适度运动可提高机体对胰岛素的敏感性，改善血糖和脂代谢紊乱，有效控制体重。运动方式首选瑜伽、散步、太极拳、孕妇操等有氧运动，避免做剧烈运动，强度以孕妇能耐受为宜。同时要避免在空腹或胰岛素剂量过大的情况下运动，以免引起低血糖的发生。不宜下床活动的孕妇，可选择床上活动，如上肢运动。运动后要计数胎动，注意有无宫缩，并监测血糖。在运动治疗期间，若孕妇血糖＜3.3mmol/L 或＞13.9mmol/L，或常出现低血糖症状，或出现宫缩、阴道出血、不正常的气促、头晕眼花、严重头痛、胸痛等，需立即停止运动。

4. 合理用药

（1）胰岛素：若患妊娠糖尿病的孕妇靠饮食和运动难以达到控制目标，则首先推荐应用胰岛素控制血糖。因胰岛素用量存在个体差异，尚无统一标准。一般从小剂量开始，并根据病情、孕期进展及血糖值加以调整，力求控制血糖在正常水平。目前应用最普遍的一种方法是长效胰岛素和超短效或短效胰岛素联合使用，即三餐前注射超短效或短效胰岛素，睡前注射长效胰岛素。使用药物控制血糖的患糖尿病妇女应在孕前改为胰岛素治疗方可妊娠。胰岛素注射主要途径包括静脉滴注和皮下注射，使用胰岛素应严格遵医嘱给药，做到制剂、种类、剂量正确，按时注射。使用后应注意观察胰岛素不良反应，如低血糖、过敏、注射部位皮下脂肪萎缩或增生等。

（2）其他药物：口服降糖药物如二甲双胍、格列苯脲等在妊娠糖尿病患者中应用的安全性和有效性不断得到证实，但我国尚缺乏相关研究。在患者知情同意的基础上，可谨慎用于部分患者。如需应用口服降糖药，更推荐二甲双胍用于孕期。

5. 心理护理　孕妇常因担心不良妊娠及分娩结局而感到焦虑、恐惧，护士应鼓励孕妇说出自己的担心，鼓励其讨论面临的问题及心理感受，调动孕妇的积极性，主动配合治疗与护理。同时应详细告知治疗护理方案，指导日常生活中的饮食和运动方法，介绍妊娠糖尿病相关知识、血糖控制稳定的重要性和降糖治疗的必要性。针对焦虑程度较明显的孕妇，可建议患者主动向有资质的机构咨询和改善心理问题，减轻心理问题造成的不良影响。

【知识链接】

糖尿病对妊娠的影响

1. 对孕妇的影响

（1）患糖尿病妇女因代谢紊乱、卵巢功能障碍、月经不调及各种急、慢性并发症的影响，不孕发生率占妊娠合并糖尿病总数的2％。此外，高血糖环境可使胚胎发育异常，甚至死亡，孕早期自然流产发生率高达15％～30％。

（2）糖尿病可导致血管病变，小血管内皮细胞增厚，管腔狭窄，组织供血不足，从而导致孕妇及新生儿预后差。

（3）由于机体免疫力下降，孕产妇易发生感染，其中最常见的是泌尿系统感染，感染后易引发酮症酸中毒，妊娠期易患外阴阴道假丝酵母菌病。

（4）羊水过多的发生率较无糖尿病孕妇高10倍以上，可能与胎儿高血糖、高渗出利尿导致胎尿排出增多有关。

（5）孕晚期胎膜早破及早产的发生率增加。

（6）巨大儿发生率高，可致头盆不称和宫缩乏力，从而导致难产或产伤；产后亦可出现子宫收缩乏力，故产后出血发病率增加。

2. 对胎儿及新生儿的影响

（1）对胎儿的影响：由于胎儿长期处于高糖状态，刺激胎儿胰岛产生大量胰岛素，促进胎儿在宫内的生长，因此巨大儿发生率较高。胎儿畸形发生率达 6%～8%，可能与母体早期高血糖、缺氧或药物使用不当有关。此外，胎儿生长受限、死胎及死产等发生率也有所升高。

（2）对新生儿的影响：新生儿呼吸窘迫综合征、新生儿低血糖及低体重儿的发生率增高。

情境二

【临床案例】

经过护士的耐心指导，张女士在孕期严格执行饮食、运动治疗，遵医嘱使用胰岛素，孕期血糖控制较好，未发生妊娠糖尿病相关并发症。现孕 39 周，6h 前开始出现腹部阵痛，逐渐增强。入院时，可扪及规则宫缩 30s/（4～5min），胎心 140 次/分。阴道检查见宫口开大 2cm，胎膜未破，可触及羊膜囊，头先露，位于坐骨棘平面上方 3cm。测空腹血糖 5.1mmol/L，一般情况较好。门诊以"孕 1 产 0，孕 39 周，妊娠糖尿病"收入院，送产妇入待产室待产。

【学习任务】

1. 请分析判断患者的病情。
2. 请提出该患者目前主要的护理问题，并为产妇制定护理计划。

【思维引导】

1. 病情分析　孕妇孕期血糖控制较好，未发生并发症，入院时空腹血糖 5.1mmol/L，血糖在正常范围。目前产妇已临产，出现规则宫缩 30s/（4～5min），宫口开大 2cm，头先露，位于坐骨棘平面上方 3cm，宫缩和产程进展正常。

2. 护理分析　目前产妇主要的问题为分娩时可出现血糖波动，应根据情况调整胰岛素用量，并密切监测血糖。同时结合病情选择合适的分娩方式，密切观察产程进展，保证产妇顺利分娩。产后也应严密观察产妇和新生儿情况，严防产后出血、新生儿呼吸窘迫综合征、新生儿低血糖等并发症的发生。

【任务实施】

一、护理诊断

1. 潜在并发症　低血糖、产后出血、新生儿呼吸窘迫综合征。

2. 有感染的风险　与孕妇对感染的免疫力下降有关。

3. 焦虑　与担心能否顺利分娩有关。

二、护理措施

1. 适时终止妊娠　患妊娠糖尿病的孕妇应综合考虑血糖控制情况、有无并发症等，根据病情决定终止妊娠的时机。患者未使用胰岛素而血糖控制达标，且未发生母儿并发症，则可在严密监测下等待至预产期，到预产期仍未临产者，可引产终止妊娠。孕前已有糖尿病及胰岛素治疗的孕妇，若血糖控制良好且无母儿并发症，在严密监护下可在妊娠39周后终止妊娠。血糖控制不理想或出现母儿并发症，糖尿病伴微血管病变或既往有不良产史者，应及时收入院观察，根据病情决定终止妊娠时机。

2. 分娩方式的选择　妊娠合并糖尿病并非剖宫产指征，决定阴道分娩者，应制订分娩计划。若有胎位异常、巨大儿、胎盘功能不良等产科指征，或糖尿病伴微血管病变者，应选择剖宫产。妊娠期血糖控制不佳、胎儿偏大或既往有死胎、死产史者，应适当放宽剖宫产指征。

3. 治疗配合

（1）临产后仍采用糖尿病饮食，产程中一般应停用皮下注射胰岛素，孕前患糖尿病者静脉输注0.9%氯化钠注射液加胰岛素，根据产程中测得的血糖值调整静脉输液速度。

（2）阴道分娩者，鼓励产妇进食，保证热量供应，孕妇宜采取左侧卧位或半卧位。在分娩过程中，给予支持，维持孕妇身心舒适。产程不宜过长，以免增加酮症酸中毒、胎儿缺氧和感染的风险。

（3）剖宫产者，手术当日停止皮下注射胰岛素，根据产妇空腹血糖水平及每日胰岛素用量，改为小剂量胰岛素持续静脉滴注。一般按3~4g葡萄糖加1U胰岛素比例配制葡萄糖注射液，并按每小时静脉输入2~3U胰岛素的速度持续静脉滴注，每1~2h测血糖1次，使术中血糖控制在6.7~10.0mmol/L。术后每2~4h测1次血糖，直到饮食恢复。

（4）产后应密切观察有无出汗、脉搏快等低血糖表现，大部分妊娠糖尿病患者在分娩后即不再需要使用胰岛素，仅少数患者仍需要胰岛素治疗，分娩后24h内胰岛素用量应减少至分娩前的1/3~1/2，并根据空腹血糖值调整用量。

4. 产科护理

（1）密切观察产程进展、子宫收缩情况、胎心率等，有条件者给予连续电子胎心监护，若出现产程进展缓慢或胎心率改变，应及时报告医生，并做好阴道助产或剖宫产术前准备。产程中监测孕妇生命体征、血糖水平，观察有无低血糖及酮症酸中毒症状。

（2）胎肩娩出后，给予缩宫素 20U 肌内注射或静脉滴注，预防产后出血。产后观察子宫收缩及恶露情况，鼓励产妇进行早接触、早吸吮，预防产后出血。

（3）及早识别感染征象，并及时处理。保持会阴或腹部伤口清洁，遵医嘱使用抗生素预防感染。

5. 新生儿护理

（1）无论胎儿体重大小均按高危儿给予护理，尤其是母亲妊娠期血糖控制不满意者，需予以持续监护，注意保暖、吸氧并尽早开奶，必要时口服或静脉滴注葡萄糖以防止低血糖。

（2）注意预防低钙血症、高胆红素血症及新生儿呼吸窘迫综合征。

（3）重点评估新生儿呼吸及血糖情况，新生儿出生时留脐血，进行血糖、胰岛素、胆红素、血细胞比容、血红蛋白、钙、磷、铁、镁等的测定。出生后 30min 内行末梢血糖监测。

情境三

【临床案例】

产妇在会阴侧切下分娩一女婴，体重 4.1kg，Apgar 评分 10 分。产后停用胰岛素，空腹血糖波动于 4.8～5.1mmol/L，未发生低血糖或高血糖等。产妇子宫收缩良好，恶露正常，会阴伤口愈合情况较好，未发生感染。现病情趋于稳定，于今日出院，但产妇担心出院后血糖再次升高，对出院后的自我监测缺乏信心。

【学习任务】

请为张女士进行出院前的健康指导。

【思维引导】

多数患妊娠糖尿病的孕妇分娩后血糖可恢复正常，但将来患 2 型糖尿病的机会增加。因此，护士应指导产妇出院后也应持续监测血糖，定期来医院复查。同时也要进行产褥期健康指导，特别是患糖尿病产妇发生感染的几率增加，应指导产妇做好自我监护，及时发现感染的征象。

【任务实施】

一、护理诊断

知识缺乏：缺乏妊娠糖尿病护理相关知识。

二、护理措施

（1）出院后应定期接受产科和内科复查，常规在产后 6～12 周进行随访，随访内容包括身高、体重指数、腰围、臀围、血糖恢复情况等。随访时应根据产妇情况指导其改变生活方式、合理饮食及适当运动。建议产妇行 OGTT 测定，若产后测定结果为正常，仍需要每 3 年复查 OGTT 1 次，以及时发现妊娠糖尿病发展为 2 型糖尿病的情况。同时，对糖尿病患者的子代也应进行随访并指导健康的生活方式。

（2）糖尿病产妇产后应坚持避孕，宜使用避孕套；鼓励接受胰岛素治疗的产妇进行母乳喂养。

（3）再次妊娠前应详细咨询产科及内科医师，判断糖尿病的类型和程度，确定能否妊娠。不宜妊娠者，一旦妊娠应尽早终止妊娠。

【学以致用】

孕妇郑某，32 岁，孕 33 周，近期体重增加过快，无多饮、多食、多尿症状，大小便无异常，饮食睡眠好。经过询问病史了解到该孕妇患糖尿病 2 年，未治疗，孕期未进行规范产前检查。

体格检查：体重 76kg，腹围 112cm，子宫高度 31cm，骨盆外测量无异常，LOA，胎心率 138 次/分，尿糖（＋＋＋），尿酮体（－），随机血糖 13.4mmol/L，为进一步诊治收入院。

结合案例请思考：

1. 为进一步确诊，郑女士需做哪种辅助检查？
2. 目前存在的主要护理诊断有哪些？
3. 作为责任护士，应为患者采取哪些护理措施？

扫一扫 获取答案

项目二　高危早产儿的护理

任务一　新生儿呼吸窘迫综合征的护理

【任务目标】

1. 知识与技能目标　能对新生儿呼吸窘迫综合征进行疾病观察、护理及健康指导；能配合医生正确进行新生儿呼吸窘迫综合征复苏。

2. 情感态度与价值观目标　有强烈的责任感和服务意识；通过小组演练，模拟指导新生儿呼吸窘迫综合征患儿复苏抢救，提升团队合作能力。

【知识概要】

见思维导图 15。

情境一

【临床案例】

患儿，男，胎龄 28^{+1} 周，出生后呼吸浅、弱，发绀，需呼吸支持 1h。

患儿母亲系 G1P1，胎龄 28^{+1} 周，于 2024 年 5 月 2 日 07：27 在外院因"脐带脱垂"剖宫产娩出。胎膜早破 66h，外院复苏过程为"羊水清，无脐带绕颈，胎盘、胎膜完整，出生后无自主呼吸，即予气管插管接复苏气囊加压给氧通气，Apgar 评分 1min 评分 7 分（心率、呼吸、肤色扣 1 分），予 1∶10000 的肾上腺素 0.5mL（脐静脉注入），5min 评分 8 分（呼吸、肤色扣 1 分）、10min 评分 9 分（呼吸扣 1 分），出生体重 1200g"。

患儿自主呼吸浅、弱，发绀，气管插管接复苏气囊正压通气，遂转诊至我院就诊。立即予气管内滴入猪肺磷脂注射液（固尔苏）240mg 并接呼吸机辅助通气，机械通气下转运至我院，转运过程顺利，生命体征稳定，无发绀，未开奶，已解大小便，已用维生素 K_1，产前予地塞米松 1 剂促肺成熟。

入院体格检查：T 36℃，P 152 次/分，气管插管呼吸机辅助通气，BP 46/21mmHg，体重 1.2kg，头围 26cm，身长 37cm。早产儿貌，反应一般，四肢肢端凉，

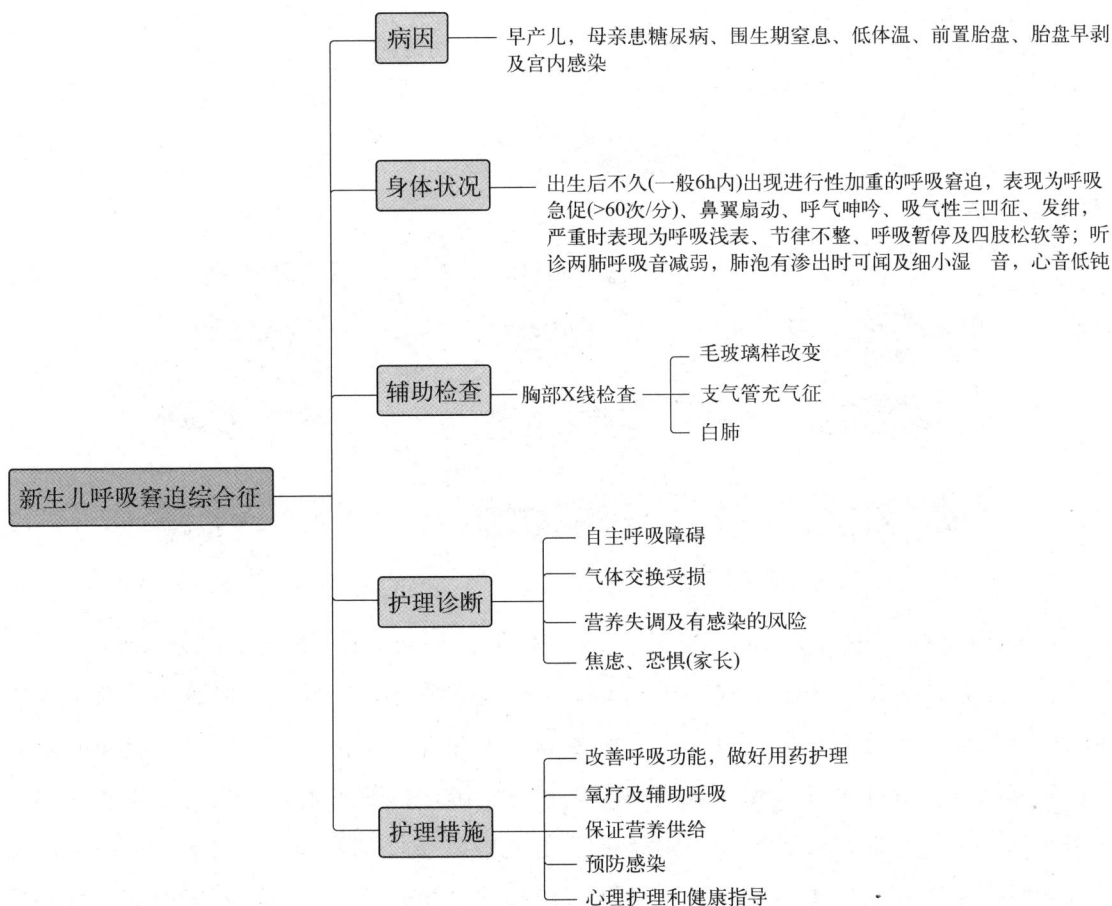

新生儿呼吸窘迫综合征

- 病因 —— 早产儿，母亲患糖尿病、围生期窒息、低体温、前置胎盘、胎盘早剥及宫内感染

- 身体状况 —— 出生后不久(一般6h内)出现进行性加重的呼吸窘迫，表现为呼吸急促(>60次/分)、鼻翼扇动、呼气呻吟、吸气性三凹征、发绀，严重时表现为呼吸浅表、节律不整、呼吸暂停及四肢松软等；听诊两肺呼吸音减弱，肺泡有渗出时可闻及细小湿　音，心音低钝

- 辅助检查 —— 胸部X线检查
  - 毛玻璃样改变
  - 支气管充气征
  - 白肺

- 护理诊断
  - 自主呼吸障碍
  - 气体交换受损
  - 营养失调及有感染的风险
  - 焦虑、恐惧(家长)

- 护理措施
  - 改善呼吸功能，做好用药护理
  - 氧疗及辅助呼吸
  - 保证营养供给
  - 预防感染
  - 心理护理和健康指导

思维导图 15

呼吸稍浅、急促，无三凹征，无发绀，全身皮肤红润，无明显黄染，前囟平坦，双侧瞳孔等大等圆，对光反射灵敏。颈软，双侧肺呼吸音减弱，未闻及啰音，未闻及胸膜摩擦音。心率152次/分，心律齐，心音正常，各瓣膜听诊区未闻及杂音，未闻及心包摩擦音。腹部外形正常，腹围24cm，脐部包扎。腹软，无拒按，未触及包块，肝、脾脏肋下未触及。肠鸣音1～2次/分。双侧睾丸未下降。四肢肌张力低，原始反射未引出。

实验室检查：PH 7.30，PCO_2 50mmHg，PO_2 83mmHg，HCO_3^- 24.6mmol/L，剩余碱（BE）−1.8mmol/L。出生后3h，吸入氧气浓度（FiO_2）0.4，血常规提示血小板偏低，C反应蛋白、肝肾功能及凝血功能未见异常。胸片示双侧肺野透光度降低，双肺纹理模糊，双侧肺野见颗粒状影，无其他特殊表现。

【学习任务】

1. 请分析判断患儿的病情。

2. 请提出该患儿主要的护理诊断/问题，制定并实施相应的护理措施。

【思维引导】

```
                          情境一
    ┌──────────────┬─────────────────┬──────────────┐
    │              │                 │              │
  评估要点          可能疾病           辅助检查
  ┌────────────┐   ┌──────────┐     ┌──────────┐
  │  健康史     │→  │ 呼吸浅弱  │     │胸部X线检查│
  │早产儿、出生后│   └──────────┘     └──────────┘
  │无自主呼吸   │        ↓
  └────────────┘   ┌──────────┐     ┌──────────┐
  ┌────────────┐   │进行性呼吸 │     │血常规及血气│
  │  身体状况   │→  │   困难   │     │   分析   │
  │呼吸浅弱，发绀│   └──────────┘     └──────────┘
  └────────────┘        ↓
  ┌────────────┐   ┌──────────┐     ┌──────────┐
  │心理-社会状况 │→  │新生儿呼吸窘│←   │ 羊水检查  │
  │精神萎靡，不活泼│  │ 迫综合征  │     └──────────┘
  └────────────┘   └──────────┘
```

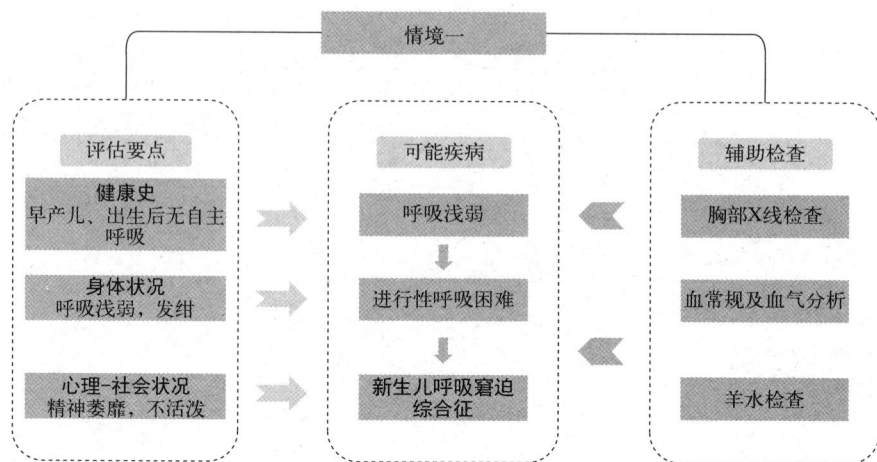

1. 病情分析　患儿为 28^{+1} 周早产儿，体重小于 1500g，Apgar 评分 1min 评分 7 分，急诊剖宫产娩出，出生前仅予 1 剂地塞米松促肺成熟，新生儿呼吸窘迫综合征风险高，出生后即出现呼吸浅弱及发绀，出生复苏后需呼吸机支持，入院时胸片提示双侧肺野透光度降低，双肺纹理模糊，双侧肺野见颗粒状影，诊断新生儿呼吸窘迫综合征临床证据明确。出生时即有呼吸衰竭，但是由于出生医院条件的限制，出生后 1h 内未能给予有效呼气末正压通气支持，存在早期肺损伤基础。初始治疗上应选择肺表面活性物质治疗和机械通气联合治疗方案，启动新生儿呼吸窘迫应急方案，开展急救护理。

💡 **【知识链接】**

新生儿 Apgar 评分法

体征	评分标准			生后评分	
	0	1	2	1min	5min
皮肤颜色	青紫或苍白	躯干红,四肢青紫	全身红		
心率/(次/分)	无	<100	>100		
弹足底或插鼻管反应	无反应	有些动作,如皱眉	哭、喷嚏		
肌张力	松弛	四肢略屈曲	四肢能活动		
呼吸	无	慢、不规则	正常,哭声响		

2. 护理分析　患儿目前突出的问题为分泌肺泡表面活性物质的功能发育不健全导致的气体交换受损，有窒息的风险。护理该患儿时应立即置于暖箱或辐射台保暖及镇

静，密切监测生命体征；保证呼吸道通畅，及时进行氧疗及辅助呼吸；科学喂养，保证患儿的营养供给；做好消毒隔离及使用抗生素预防后续感染的发生。该案例中，考虑到患儿疾病的复杂性，需要做好疾病的鉴别诊断，如新生儿肺炎（羊水吸入性肺炎，无临床资料支持），宫内感染性肺炎（不能完全排除，胎膜早破66h，需进一步排查）。后续该患儿应立即送入新生儿重症监护治疗病房（NICU）予置高级暖箱保暖、机械通气及建立脐静脉通道，因胎膜早破予头孢呋辛酯片经验性抗菌治疗。

【任务实施】

一、护理诊断

1. 清理呼吸道无效　与羊水、呼吸道分泌物吸入有关。
2. 气体交换受损　与肺泡萎陷及肺透明膜形成有关。
3. 营养失调　低于机体需要量。与缺氧致消化功能低下有关。
4. 有感染的风险　与机体免疫力降低以及气管插管、机械通气等操作有关。
5. 焦虑、恐惧（家长）　与患儿病情危重及预后差有关。

二、护理目标

1. 患儿经治疗护理后，呼吸窘迫症状得到缓解，无辅助通气下能维持自主呼吸。
2. 患儿能维持足够的营养摄入。
3. 患儿感染能得到有效预防。
4. 患儿家属紧张焦虑情绪得到缓解。

三、护理措施

1. 一般护理　将患儿置于暖箱内或者辐射台上，保持皮肤的温度在36.5℃左右或肛门温度在37℃左右。要注意监测患儿的体温，呼吸，心率，血压和血气分析。

2. 用药护理　外源性肺表面活性物质（PS）替代疗法已广泛应用于呼吸窘迫综合征等疾病的临床治疗，对出生12h内达到呼吸窘迫综合征标准的患儿出生后即予气管插管及肺表面活性物质，在接好脉搏血氧饱和度分析仪及证实气管插管位置正确后，于出生后30～60min内给予最有效。也可对尚未出现明显呼吸窘迫的早产儿预防性应用PS，一般在出生后10～30min内进行，可预防疾病进展，减少新生儿呼吸窘迫综合征的发生率，减轻新生儿呼吸窘迫综合征的严重程度。传统PS给药方式通常为经气管插管将PS注入正在机械通气的患儿肺内，对于自主呼吸的患儿，可以采用微创给药技术或微创表面活性物质治疗，即经细管PS注入技术。

用药时，将患儿置于远红外辐射台保暖、镇静，给药前彻底清理呼吸道，保证呼吸道通畅，给药过程中注意配合变换体位，在正压给氧的同时经胃管/吸痰管向气管内注入 PS，以助药液均匀扩散。给药后，6h 内取仰卧位，勿翻身、拍背、吸痰，吸痰时间推迟至给药 12～24h 后。将液体快速注入肺部可能会导致短暂的氧饱和度下降和心动过缓，甚至可能引发严重的并发症，如气道阻塞、肺出血等并发症，要及时做好病情观察及护理记录。

3. 呼吸道护理　及时清除患儿呼吸道分泌物及异物，保持呼吸道通畅，根据病情和血气分析结果选择给氧方式，使患儿 PO_2 维持在 50～80mmHg（6.7～10.7kPa）、血氧饱和度维持在 88%～93%。

①头罩给氧：应选择与患儿相适应的头罩，氧流量不少于 5L/min，以防止 CO_2 积聚在头罩内。

②持续气道正压通气（CPAP）：早期可用呼吸机 CPAP 给氧，以增加功能残气量，防止肺泡萎缩和不张。

③气管插管给氧：用 CPAP 后病情无好转者，应行气管插管并采用间歇正压通气（IPPV）及呼气末正压通气（PEEP）。

所有具有呼吸窘迫综合征风险的早产儿都应接受呼吸支持，呼吸窘迫综合征的呼吸支持管理同样强调分级管理，病情得到控制后实行降阶梯呼吸支持。对于自主呼吸强和 FiO_2 低于 0.4 的婴儿，可选择经鼻 CPAP 或无创正压通气。

4. 营养指导　保证患儿液体和营养的供给，出生后补充液体量应保证在 65～75mL/(kg·d)，之后逐渐增加到 120～150mL/(kg·d)，该液体量根据患儿出生日龄、胎龄决定。注意合理喂养，不能吸吮、吞咽者可用鼻饲或静脉补充营养，能吸食和吞咽时，改为母乳喂养。

5. 预防感染　患儿多为早产儿，免疫力较差，气管插管、机械通气等操作极易发生院内感染，应做好各项消毒隔离工作。抗生素在原则上不主张应用，但若合并感染，应根据细菌培养和药敏试验结果选择相应抗生素。

6. 健康指导　向家长介绍疾病的相关知识，取得家长的理解和配合。加强对高危妊娠和分娩孕产妇的监护及治疗，预防早产；教会家长居家照顾的相关知识，为患儿出院后得到良好的照顾奠定基础；出院后定期到医院随访，了解患儿的生长发育水平。

情境二

【临床案例】

出生后第 2 日，患儿突发呼吸困难，Apgar 评分 1min 评分 2 分（心率 1 分，喉反射 1 分），心率 60 次/分，立即予保暖，气管插管（内径 2.5mm）复苏气囊正压通气联合胸外心脏按压 1min，5min 评分 5 分（心率 2 分，喉反射 2 分，呼吸 1 分），10min 后给予生理盐水 30mL 静脉推注一次，心率恢复至 100 次/分以上，10min 评分 6 分（肤色扣 2 分，肌张力、呼吸各扣 1 分）。监测患儿心率 70～80 次/分，血氧饱和度约 40％。

患儿目前无自主呼吸，口唇及全身皮肤苍白、发凉，四肢软瘫状，双眼凝视，双侧瞳孔扩大至 4mm，无对光反射，心率 60 次/分，心音低钝、遥远，口中见血液流出，立即重新气管插管，复苏气囊加压给氧（氧浓度 100％），配合胸外心脏按压，1∶10000 肾上腺素 1mL 静脉推注一次，心率逐渐上升至 100 次/分以上，因为有失血史，循环差，又予生理盐水 30mL 静脉推注（10min），血气抽不出，5％碳酸氢钠 10mL 等倍稀释后静脉滴注 40mL/h。

体格检查：体温不升，气管插管复苏气囊加压给氧下，氧浓度 100％，P 20～30 次/分，R 50 次/分（复苏气囊加压中）；BP 未测出；重度昏迷，濒死状，对刺激无反应，全身皮肤苍白、发凉，血块收缩试验（CRT）＞4s，股动脉未扪及搏动，前囟平，双眼凝视，双瞳孔等圆等大，对光反射未引出，气囊正压通气中，三凹征（＋），双肺呼吸音未闻及，心率 20～30 次/分，律齐，心音低钝，遥远，未闻及杂音，腹部无异常，肠鸣音未闻及，四肢瘫软，各原始反射未引出。

实验室检查：pH 7.09，PCO_2 28mmHg，PO_2 40mmHg，Na^+ 142mmol/L，K^+ 3.3mmol/L，HCO_3^- 8.5mmol/L，BE－21.3mmol/L，乳酸测不出，患儿呼吸机通气下，FiO_2 100％，氧合指数仅维持在 65％～70％。

【学习任务】

1. 请分析判断患儿的病情变化。
2. 请提出该患儿主要的护理诊断/问题，制定并实施相应的护理措施。

【思维引导】

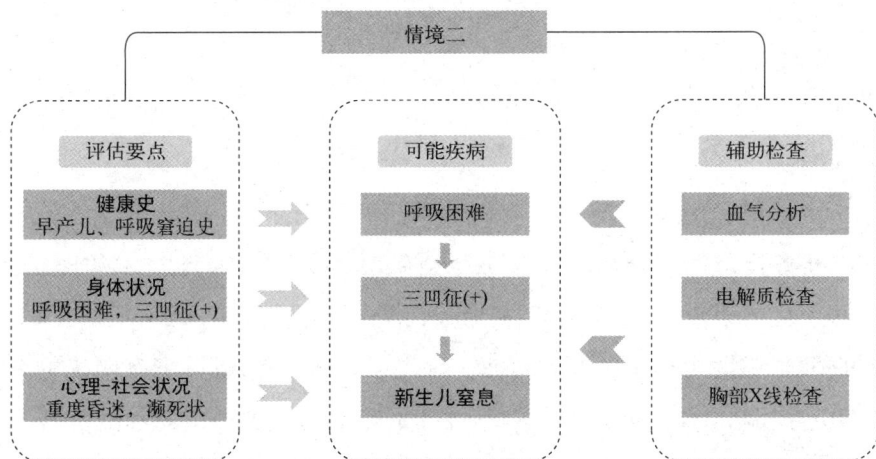

1. 病情分析　患儿为 28^{+1} 周早产儿，体重小于 1500g，呼吸功能不健全，呼吸窘迫急救后出现新生儿重度窒息症状，同时患儿呈昏迷状，四肢软瘫，有抽搐，有缺氧，有新生儿缺氧缺血性脑病（HIE）风险。因此，患儿在处置稳定后应进行重症监护，禁奶，头部简易冷水袋低温保护，循环改善后可进行亚低温治疗，同时要做好镇静、保暖、积极抗感染、补液、稳定内环境等对症支持治疗。同时，应根据患儿失血情况和循环的改善情况，及时给予足够的液体复苏尽快改善循环，从而减轻对重要脏器如心、脑、肾等的损害。

2. 护理分析　患儿目前突出的问题为自主呼吸功能障碍，存在随时窒息的风险。患儿无自主呼吸，口唇及全身皮肤苍白、发凉，四肢软瘫状，因此，护理该患儿时应立即给予重新气管插管，复苏气囊加压给氧配合胸外心脏按压，如有需要可使用肾上腺素静脉推注，及时纠正酸中毒，注意复查血气，稳定内环境。根据患儿失血情况和循环的改善情况，及时给予足够的液体复苏尽快改善循环，从而减轻对重要脏器如心、脑、肾等的损害。护理时，重点按照新生儿复苏程序做好评估和复苏抢救，做好复苏后护理。做好保暖，维持基本生命体征。另外，既要客观地告知家长患儿的病情及风险，也要帮助家长树立信心，共同携手挽救更多危重患儿的生命。

【任务实施】

一、护理诊断

1. 自主呼吸功能障碍　与羊水、气道分泌物吸入导致低氧血症和高碳酸血症有关。
2. 体温过低　与缺氧以及抢救时过分暴露有关。
3. 焦虑（家长）　与病情危重及预后不良有关。

二、护理目标

1. 患儿经治疗护理后，呼吸障碍症状得到缓解，无辅助通气下能维持自主呼吸。
2. 患儿能维持正常体温。
3. 患儿家属紧张焦虑情绪得到缓解。

三、护理措施

1. 复苏　新生儿窒息的复苏应由产科及新生儿科医生、护士共同合作进行。

（1）复苏准备：①每次分娩时需有 1 名熟练掌握新生儿复苏技术的医护人员在场，其职责是照料新生儿。②复苏 1 名严重窒息儿需要儿科医师和助产士（师）各 1 人。③多胎分娩的每名新生儿都应由专人负责。④复苏小组每个成员需有明确的分工，均应具备熟练的复苏技能。⑤新生儿复苏设备和药品齐全，单独存放，功能良好。

（2）基本程序：此评估-决策-措施的程序在整个复苏中不断重复。出生后立即用几秒钟的时间快速评估 4 项指标（①足月吗？②羊水清吗？③有哭声或呼吸吗？④肌张力好吗？），如 4 项中有 1 项为"否"，则进行以下初步复苏。

复苏程序：严格按照 A→B→C→D 步骤进行，顺序不能颠倒。复苏过程中严密心电监护。

A 通畅气道：（要求在出生后 15~20s 内完成）。①新生儿娩出后即置于远红外保暖床或因地制宜采取保温措施如用预热的毯子裹住全身。②摆好体位，头轻度仰伸位（鼻吸气位），肩部以布卷垫高 2~2.5cm，使颈部轻微仰伸。③立即用吸球或吸管（12F 或 14F）吸净口、咽、鼻黏液，吸引时间不超过 10s，先吸口咽，再吸鼻腔黏液。④快速擦干全身，拿掉湿毛巾。

B 建立呼吸：①触觉刺激。用手拍打或手指轻弹新生儿的足底或摩擦背部 2 次以上诱发自主呼吸。婴儿经触觉刺激后，如出现正常呼吸，心率＞100 次/分，肤色红润或仅手足青紫者可予以观察。②正压通气。呼吸暂停或喘息样呼吸或心率＜100 次/分，应立即用复苏气囊加压给氧；面罩应密闭遮盖下巴尖端、口鼻，但不盖住眼睛；通气频率为 40~60 次/分，吸呼比 1∶2，压力以可见胸动和听诊呼吸音正常为宜。30s 后再评估，如心率＞100 次/分，出现自主呼吸可予以观察；如无规律性呼吸，或心率＜100 次/分，需进行气管插管正压通气。

C 恢复循环：气管插管正压通气 30s 后，心率＜60 次/分或在 60~80 次/分不再增加者，予正压通气同时进行胸外心脏按压。可采用拇指法或双指法。拇指法，操作者双手拇指并排或重叠于患儿胸骨体下 1/3 处，其他手指围绕胸廓托在后背。双指法，操作者一手的示、中两个手指指尖按压胸骨体下 1/3 处，另一只手或硬垫支撑患儿背部；按压频率为 120 次/分（每按压 3 次，正压通气 1 次，每个动作周期包括 3 次按压和 1 次人工呼吸，双人配合，耗时约 2s），压下深度为 1.5~2cm，按压放松过程中，手指不离开胸壁；按压有效时可摸到股动脉搏动。胸外心脏按压 30s 后评估心率恢复情况。

D 药物治疗：①建立有效的静脉通路。②保证药物的应用，指征为心搏停止或胸外心脏按压 30s 心率持续＜60 次/分，遵医嘱给予 1∶10000 肾上腺素静脉（0.1~0.3mL/kg）或气管内（0.5~1mL/kg）注入，必要时 3~5 min 重复 1 次；如心率仍＜100 次/分，可根据病情酌情用纠酸、扩容剂，有休克症状者可给多巴胺或多巴酚丁胺；对于其母在婴儿出生前 6h 内曾用过麻醉药者，可用纳洛酮静脉或气管内注入。

2. 复苏后监护　复苏后的新生儿可能有多器官损害的风险，应继续监护，包括体温管理、生命体征监测、早期发现并发症。继续监测维持内环境稳定，包括血氧饱和度、心率、血压、红细胞压积、血糖、血气分析及血电解质等。复苏后立即进行血气分析有助于估计窒息的程度。一旦完成复苏，应定期监测血糖，低血糖者静脉给予葡萄糖。如合并中、重度缺氧缺血性脑病，有条件的单位可给予亚低温治疗。

【知识链接】

2020 版新生儿复苏项目的重要变化

①在不需要复苏的足月儿/早产儿中，推荐延迟脐带钳夹 30s，但在需要复苏的新生儿中，尚无足够证据推荐合适的脐带钳夹和断脐时间，低于 29 周早产儿建议不延迟结扎。

②无窒息新生儿体温应该维持在肛温 36.5～37.5℃。

③羊水粪染并表现出肌张力低、呼吸较差的新生儿，应放置在辐射救护台上，必要时启动正压通气，常规胎粪吸引因缺乏足够证据，已经不再推荐。每个新生儿都应该启动适当的通气和吸氧支持，如呼吸道被堵塞则应及时处理（如插管或吸出堵塞物）。

3. 保温　整个治疗护理过程中应注意患儿的保温，可将患儿置于远红外保暖床上，病情稳定后置暖箱中保暖或热水袋保暖，维持患儿肛温 36.5～37.5℃。对<1500g 的极低出生体重儿（VLBWI）出生复苏时可将其头部以下躯体和四肢放在清洁的塑料袋内，或盖以塑料薄膜置于辐射保暖台上。

4. 家庭支持　耐心细致地解答病情，告诉家长患儿目前的情况和可能的预后，帮助家长树立信心，促进父母角色的转变。

【护理评价】

患儿从入院至出院，通过规范的治疗及护理，能够采取有效的急救措施，经过系统治疗患儿呼吸功能改善，能够自主呼吸，生命体征正常。出院时患儿家属已基本掌握新生儿护理相关知识，并有信心在出院后完成婴儿护理。

【学以致用】

患儿于 18min 前因母"胎膜早破"孕 35^{+6} 周顺产出生，出生后不哭，全身发绀，反应差，肌张力偏低。Apgar 评分 3 分，予以加压给氧，1min 后肤色转红，2min 后出现哭声，5min 后 Apgar 评分 8 分。此后无气促发绀，无尖叫抽搐。

结合案例请思考：

1. 该患儿出现了什么情况？

2. 目前存在的主要护理诊断有哪些？

3. 作为责任护士，应为患者采取哪些护理措施？

扫一扫 获取答案

任务二　新生儿黄疸的护理

【任务目标】

1. **知识与技能目标**　能准确区分新生儿生理性和病理性黄疸；掌握正确的新生儿黄疸发病机制、临床表现及治疗要点；能对新生儿黄疸实施正确的护理和健康教育；能正确使用经皮黄疸仪和蓝光箱。

2. **情感态度与价值观目标**　具有爱婴之心，给患儿提供家一般的照护；通过小组演练，模拟指导蓝光箱的使用过程，具备慎独和怜爱之心。

【知识概要】

见思维导图 16。

情境一

【临床案例】

患儿，女，现出生后 35h，表现为皮肤黄染 1 天，遂送至医院就诊。

患儿母亲系 G3P1，孕 37^{+5} 周，顺产出生，出生体重 2500g。无不良出生史，Apgar 评分 10 分，产后 1h 正常母乳喂养，吃奶尚可，大小便已解且正常，已接种乙肝疫苗和卡介苗。出生后 1 天，家属发现患儿皮肤颜色发黄且持续加重，生命体征正常，无发热、腹胀、呕吐、呼吸困难等症状，精神反应尚可，无抽搐、激惹现象。家属精神紧张，担心预后不佳。

体格检查为足月儿貌。全身严重黄染，颈部柔软，胃纳差，吸吮无力，其他项目正常。实验室检查示患儿血型为 B 型，血胆红素 16mg/dL。

【学习任务】

1. 请分析判断该患儿疾病类型及病情要点。
2. 请提出该患儿主要的护理诊断/问题，制定并实施相应的护理措施。

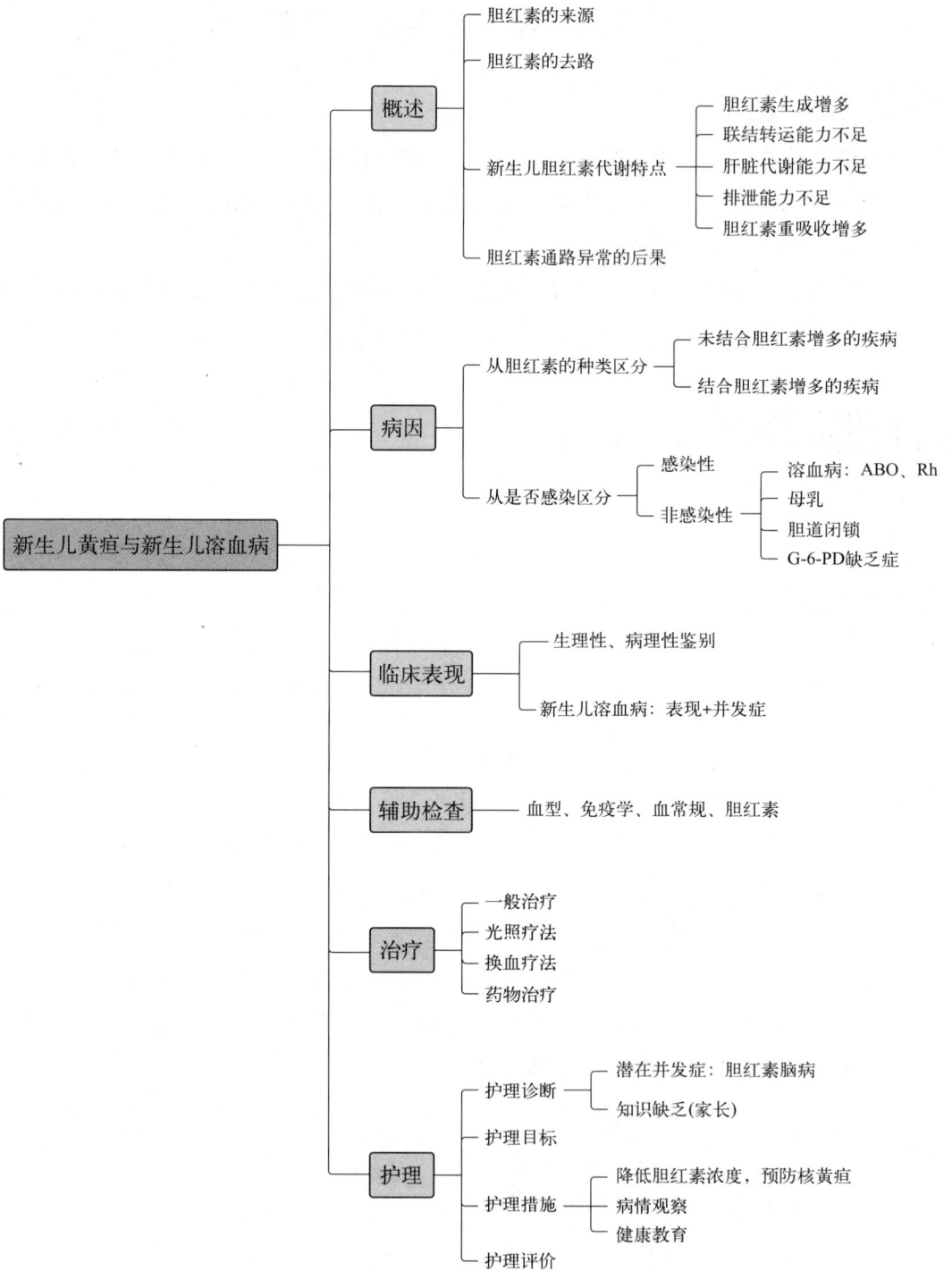

新生儿黄疸与新生儿溶血病

- 概述
  - 胆红素的来源
  - 胆红素的去路
  - 新生儿胆红素代谢特点
    - 胆红素生成增多
    - 联结转运能力不足
    - 肝脏代谢能力不足
    - 排泄能力不足
    - 胆红素重吸收增多
  - 胆红素通路异常的后果
- 病因
  - 从胆红素的种类区分
    - 未结合胆红素增多的疾病
    - 结合胆红素增多的疾病
  - 从是否感染区分
    - 感染性
    - 非感染性
      - 溶血病：ABO、Rh
      - 母乳
      - 胆道闭锁
      - G-6-PD缺乏症
- 临床表现
  - 生理性、病理性鉴别
  - 新生儿溶血病：表现+并发症
- 辅助检查
  - 血型、免疫学、血常规、胆红素
- 治疗
  - 一般治疗
  - 光照疗法
  - 换血疗法
  - 药物治疗
- 护理
  - 护理诊断
    - 潜在并发症：胆红素脑病
    - 知识缺乏(家长)
  - 护理目标
  - 护理措施
    - 降低胆红素浓度，预防核黄疸
    - 病情观察
    - 健康教育
  - 护理评价

思维导图 16

【思维引导】

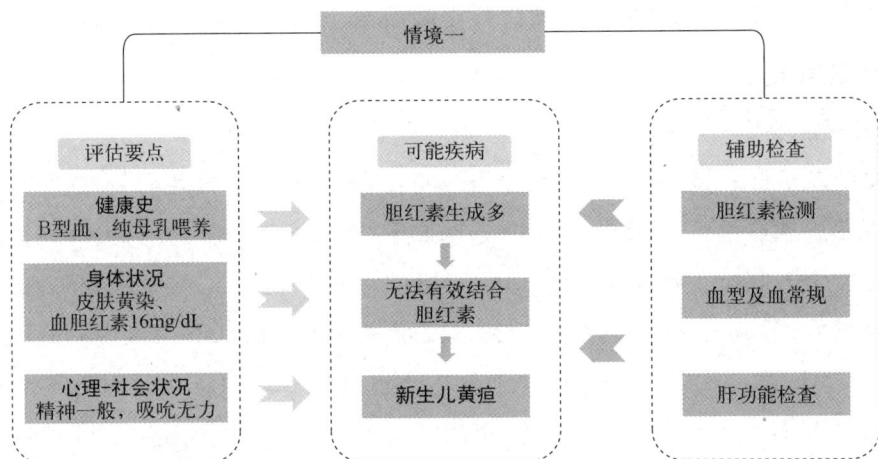

1. 疾病类型及病情要点分析 患儿在出生后 11h 出现皮肤黄染现象，逐渐加重，且胃纳差，吸吮无力，说明患儿有发生新生儿黄疸的风险。此时，要注意鉴别新生儿生理性黄疸和病理性黄疸，病理性黄疸发生时间一般较早，在出生后 24h 内，且黄疸程度较重，因此，要及时前往医院检测血清胆红素指标，该患儿血清胆红素超过 15mg/dL，可诊断为病理性黄疸。此外，出生后要注意评估分娩方式、Apgar 评分、母婴血型、体重、喂养及保暖情况，监测患儿体温变化及大便颜色、药物服用情况、有无接触诱发物等信息。入院后要及时观察患儿的反应、精神状态、吸吮力、肌张力等情况，监测体温、呼吸、患儿皮肤黄染的部位和范围，注意有无感染灶，有无抽搐等。了解胆红素变化。

2. 护理分析 患儿目前突出的问题有两点，一是有明显的皮肤黄染，这是新生儿黄疸的重要症状，二是黄疸持续加重且血清胆红素超标，患儿有胆红素脑病的风险。护理该患儿时首先要鉴别生理性和病理性黄疸，寻找发病原因尤为重要，首先应根据发病时间、黄染部位和范围、血清胆红素等指标做好个性化观察和护理；同时要做好及时干预，预防胆红素脑病的发生，应实施光照疗法，严重者进行换血疗法，遵医嘱给予白蛋白和酶诱导剂，并进行合理补液。

【任务实施】

一、护理诊断

1. 潜在并发症 胆红素脑病。

2. 知识缺乏（家属） 缺乏黄疸判断及护理相关知识。

二、护理目标

1. 能及时发现患儿胆红素脑病早期症状并处理。

2. 家属能早期识别黄疸并及时就诊，出院后给予正确护理。

三、护理措施

1. 病情观察要点

（1）皮肤及巩膜：要注意观察新生儿全身皮肤情况，正常足月新生儿皮肤为粉红色，如出生后皮肤逐渐变黄则要考虑可能出现新生儿黄疸，其可分为生理性黄疸和病理性黄疸两种类型，临床上通常认为生理性黄疸的范围是足月儿黄疸指数$<12.9mg/dL$，早产儿黄疸指数$<15mg/dL$。一般早产儿以及足月儿出生后24h内经皮测胆红素不能超过$5mg/dL$，24h到48h内，经皮测胆红素不能超过$10mg/dL$，48h以后早产儿不能超过$15mg/dL$，足月儿不能超过$12.9mg/dL$。一般情况下，对于新生儿生理性黄疸，足月儿在出生后2～3天出现，4～5天达高峰，5～7天消退，最迟不超过2周；早产儿黄疸多于出生后3～5天出现，5～7天达高峰，7～9天消退，最长可延迟到3～4周。病理性黄疸一般在出生后24小时内出现，黄疸程度重，持续时间长（足月儿>2周，早产儿>4周）。该类患儿不仅要注意身体表面皮肤颜色，还要关注巩膜的色泽，如出现异常黄染情况需要及时监测胆红素，及时评估进展情况。

（2）神经系统：患儿神经系统变化是临床重要观察点，其是发生胆红素脑病的早期临床监测指征，一旦患儿出现拒食、拒睡、肌张力减退等典型表现，护士要立即通知医生，做好抢救准备。

（3）二便：观察患儿每日大小便次数、量、性状及颜色，如胎粪超过24h仍未排出，应在医生指导下进行相关的检查，可以在医院应用开塞露或是温生理盐水灌肠，以保持新生儿大便通畅，促进粪便及胆红素排出。

2. 科学喂养指导　黄疸发生期间，患儿常表现为吸吮无力、食欲缺乏甚至是拒食，要根据黄疸的类型给予科学喂养，除母乳性黄疸外建议尽量母乳喂养，按需喂养、少量多次、间歇喂养，保证奶摄入量。如果母乳不足，应及时添加配方乳喂养，保持定时定量喂养，一般2～3h喂一次，有助于黄疸消退。还可在医生指导下服用治疗黄疸的药物，如益生菌类（酪酸梭菌活菌散、双歧杆菌三联活菌散）、中药类（茵栀黄颗粒或茵栀黄口服液）等，有助于促进新生儿黄疸消退。

3. 积极对症治疗

（1）生理性黄疸：多数无需特殊干预，加强喂养，多吃多排，密切观察，可自行消退。

（2）合理补液：根据不同补液内容调节相应的速度，切忌快速输入高渗性药物，以免血脑屏障暂时开放，使已与白蛋白联结的胆红素进入脑组织。一般情况下，蓝光治疗者可适当补液，补充不显性失水及蓝光分解丢失的维生素 B_2，另外，碳酸氢钠可以促进黄疸的消退。

（3）药物治疗：遵医嘱给予免疫球蛋白（适用于母儿血型不合者）、白蛋白（白蛋白正常者不适用）、酶诱导剂（苯巴比妥，诱导肝酶活性但易出现嗜睡）。纠正酸中毒，有利于胆红素和白蛋白的结合，减少胆红素脑病的发生。

（4）光照疗法：蓝光能够促使血液中胆红素转化成为可溶性化合物，随着尿液以及胆汁排出体外，降低血液中胆红素的浓度，改善黄疸所致的各种症状表现。

（5）换血疗法：换血疗法疗效较快，一般适用于严重黄疸或已发生胆红素脑病的患儿，其主要通过静脉输注同血型的血液，使血液中红细胞数量增多，促进患儿血液中胆红素浓度下降。需要注意的是血液来源要尽量避免近亲属。

4. 健康教育 使家长了解病情，取得家长的配合。

（1）保暖指导：患儿体温维持在 36～37℃，因为体温过低影响患儿黄疸的消退。

（2）喂养指导：早开奶，耐心、细心、科学喂养患儿，少量多次，保证患儿营养需要，促进黄疸消退。

（3）黄染程度指导：严密观察皮肤黄染情况，黄染程度比较轻时，可以阳光照射或遵医嘱口服退黄药物，黄染程度较重时，及早到医院就诊，给予蓝光照射，促进黄疸消退。

（4）母乳性黄疸指导：如患儿为母乳性黄疸，可将母乳喂养暂停 1～4 天，改为隔次母乳喂养，黄疸消退后再母乳喂养，若有黄疸退而复现，应立即来院复诊。

（5）血型指导：妈妈血型为 O 型或者 Rh 血型为阴性的，建议给孩子检查血型和溶血试验，如有异常及时就诊。

（6）生活指导：若为红细胞葡萄糖-6-磷酸脱氢酶（G6PD）缺陷者，需忌食蚕豆及其制品，保管患儿衣物时勿放樟脑丸，并注意药物的选用，以免诱发溶血。

（7）康复指导：发生胆红素脑病者，注意后遗症的出现，给予康复治疗和护理。

情境二

【临床案例】

随后，进一步检查发现，患儿为第三胎足月顺产。同胞兄妹 2 人均因出生后不久黄疸或早产而死亡。母为 O 型血。体格检查：体重 2500g，发育良好，哭声较弱，皮肤黄染，肌张力增高，体温 38.6℃，伴有间断性抽搐，呼吸不规则。心脏未听到杂音，肝于肋下 1.5cm，剑突下 2cm，脾可触及。脐带留有 5cm 长，用 0.2%乳酸依沙吖啶纱布包扎。

辅助检查：ABO 血型为 B 型；血常规 WBC 20×10^9/L，中性粒细胞数 0.52×10^9/L，淋巴细胞数 0.40×10^9/L，单核细胞比例 0.08，RBC 4×10^{12}/L，Hb 130g/L，PLT 300×10^9/L；血胆红素 16mg/dL，均为间接胆红素。Rh 血型阴性，抗球蛋白试验阴性。

【学习任务】

1. 请分析判断该患儿黄疸发生的原因及当前诊断。

2. 请提出该患儿主要的护理诊断/问题，制定并实施相应的护理措施。

【思维引导】

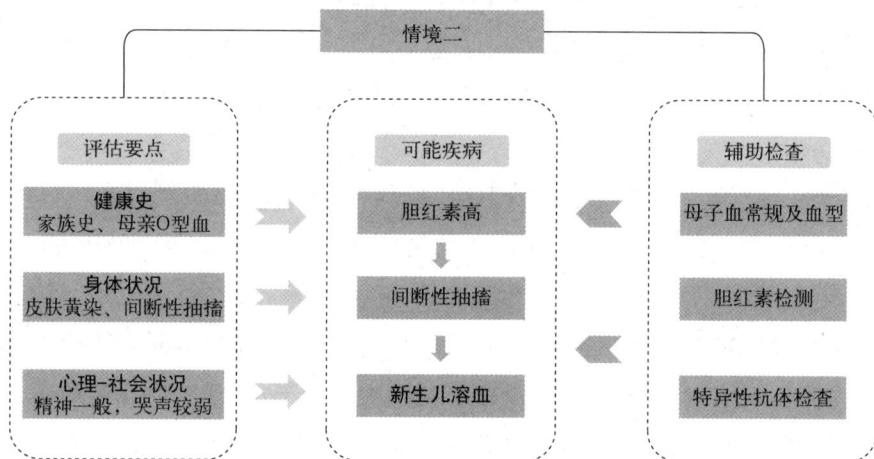

1. 疾病类型及病因　根据患儿全身皮肤和巩膜严重黄染表现及血胆红素检查，可初步判断为病理性黄疸。进一步询问其母孕产史发现患儿为第三胎，且前两胎均因出生后不久黄疸或早产而死亡，具有高危孕产史。通过对比母亲（O 型）与患儿（B 型）的血型发现具有新生儿溶血病的高危因素。另外，要及时确诊新生儿溶血病的病因，主要是鉴别 ABO 血型系统不合和 Rh 血型系统不合，从而根据病因进行对症治疗。检查发现，该患儿 Rh 血型阴性，排除 Rh 溶血病。因此，可确定该患儿发生了新生儿 ABO 溶血，遂导致新生儿黄疸的发生。后续根据该病因及临床表现进行治疗及护理。

2. 护理分析　患儿目前突出的问题在于血胆红素指标高，且已出现肌张力增高、体温升高、抽搐、呼吸不规则的症状，这是发生胆红素脑病的典型临床表现，且已处于胆红素脑病痉挛期，临床风险较大。胆红素脑病可防、难治，积极预防胆红素脑病是关键，一旦并发该病，应紧急采取光照疗法或换血疗法来及时快速地降低血中胆红素浓度，以防止病情进展。护理该患儿时要做好病情评估，做好黄疸监测及评估，遵医嘱给予静脉注射丙种球蛋白或白蛋白。光照疗法（光疗）做好光疗前准备，注意观察全身情况，光疗过程中防止抽搐、呼吸暂停现象的发生，及时积极参与复苏抢救，保证有效通气，尽快做好换血治疗准备，换血后为避免反跳，应继续光疗并注意监测胆红素水平。

【任务实施】

一、护理诊断

潜在并发症：腹水、心力衰竭、呼吸窘迫。

二、护理目标

1. 能及时发现患儿胆红素脑病早期症状并处理。

2. 能及时发现患儿溶血症状并处理。

三、护理措施

1. 鉴别诊断　目前已知的血型抗原有 160 多种，临床常见的新生儿溶血主要有 ABO 溶血和 Rh 溶血两种类型，其中以 ABO 溶血多见，主要是由于母体和胎儿血型不相容，母体的血型抗体（IgG）可经胎盘进入胎儿循环，引起胎儿红细胞破坏，从而导致溶血的发生。因此，两种溶血类型的鉴别十分重要，关系到后续的治疗和护理方案。

【知识链接】

ABO 溶血和 Rh 溶血鉴别

类别	Rh 溶血	ABO 溶血
血型		
母亲	阴性	O
婴儿	阳性	A 或 B
抗体类型	不完全(IgG)	免疫(IgG)
黄疸	出生 24h 出现并加重	出生 2～3 天出现
贫血	重症有严重贫血伴心力衰竭	很少发生严重贫血
肝脾大	不同程度的肝脾大	少数有轻度的肝脾大
胎儿水肿	全身水肿、胸腔积液、腹水、心率快、心音低钝、呼吸困难	很少发生
治疗		
需要产前治疗	是	否
光疗的价值	有限	很大
换血的机会	约 67%	约 1%
晚期贫血发生率	经常	很少

2. 病情观察　患儿症状的严重程度与母体产生的 IgG 抗体量、抗体与胎儿红细胞的结合程度及胎儿本身的代偿能力有关，临床上 Rh 溶血常比 ABO 溶血症状严重。Rh 溶血常在 24h 内发生黄疸并加重，ABO 溶血导致的黄疸一般在出生后 2～3d 发生。另外，Rh 溶血还会引起早期重度贫血、肝脾大（髓外造血活跃），而 ABO 溶血患儿一般在后期才会出现贫血。新生儿溶血病患儿还有可能会出现胎儿水肿，出生后出现全身水肿、苍白、皮肤瘀斑、胸腔积液、腹水、心力衰竭和呼吸窘迫。迅速评估后护士应该积极参与复苏抢救，保证有效通气，抽腹水或胸腔积液，尽快换血。

3. 黄疸监测　对于溶血患儿，护士每 4～6h 监测血清胆红素，并判断其发展趋势。密切观察患儿有无胆红素脑病的表现。胆红素脑病一般发生在出生后 2～7 天，早产儿更易发生，临床分期主要包括警告期、痉挛期、恢复期、后遗症期。

【知识链接】

胆红素脑病典型表现

分期	表现	持续时间
警告期	反应低下、肌张力下降、吸吮力弱	0.5～1.5 天
痉挛期	肌张力增高、发热、抽搐、呼吸不规则	0.5～1.5 天
恢复期	肌张力恢复、体温正常、抽搐减少	2 周
后遗症期	听力下降、眼球运动障碍、手足徐动、牙釉质发育不全、智力落后	终身

4. 喂养指导　保证充足的营养供给，黄疸期间患儿容易发生吸吮无力、食欲缺乏，首选母乳喂养，患儿母亲应该注意少吃辛辣、刺激食物以及油腻食物，为保证奶量的摄入，也可选择人工喂养。

5. 补液治疗　静脉补充液体时要合理安排补液计划，切忌快速输入高渗性药物，以免血脑屏障暂时开放，使已与白蛋白联结的胆红素进入脑组织。对急性溶血者应酌情补液。轻症患者可多饮糖盐水，重症患者应静脉补充含盐溶液。有休克者给予等渗液或低分子右旋糖酐，亦可用血浆代用品，原则上尽量避免输血治疗。

6. 光疗护理　光疗可通过使用光疗箱、光疗灯、LED 灯和光疗毯等设备照射皮肤，直接作用于皮肤浅层组织，能够使新生儿体内未结合的胆红素实现光异构化，不经肝脏处理直接通过胆汁和尿液排出。可以采取连续照射，也可以间隔 12h，一般照射 3 到 5 天左右。光照疗法有比较严格的适应证，根据胎龄、出生日龄以及是否存在高危因素，对照采取治疗方案，需要达到光疗标准才可实施。光疗时注意保护患儿安全，光疗前给患儿佩戴合适的眼罩，避免光疗对患儿视网膜产生毒性作用。注意观察患儿的全身情况，有无抽搐、呼吸暂停等现象的发生；观察患儿的皮肤情况，如出现大面积的光疗皮疹或青铜症，应通知医生考虑暂停光疗。光疗分解物经肠道排出时刺激肠壁引起肠道蠕动增加，因此光疗患儿大便次数增加，应做好臀部护理，预防红臀的发生。光照疗法副作用主要是发热、腹泻、皮疹，一般不严重，需要做好日常护理，适当补充水分和钙剂。

7. 换血护理　换血疗法主要针对症状较重的新生儿溶血病患者，或是已出现并发症、其它治疗无效、情况较为危急的患者，可分为部分换血和全血换血。严格按照新生儿换血指征进行换血治疗。术前核对换血知情同意书，并有家长签字。选择合适的血源。术前停奶一次，并抽出胃内容物以防止呕吐。一般会选择脐静脉或其他较大的静脉来换血。换血过程中计算换血量，保证输入量和输出量一致，注意观察患儿有无抽搐、呼吸暂停、呼吸急促等表现。换血后进行血生化的监测，观察黄疸程度和黄疸症状。注意有无感染、出血、过敏、电解质紊乱、心力衰竭等并发症。

【护理评价】

患儿从入院至出院，通过规范的治疗及护理，能够采取有效的应对方式。患儿胆红素脑病的早期征象及时得到发现并处理。患儿家长能根据黄疸的原因，出院后给予正确的护理。

【学以致用】

患儿，男，主诉皮肤黄染6天，出生后10天。系第2胎第2产，胎龄39^{+2}周，于8月18日19：30在分院产科经阴道分娩出生，出生时羊水清，自然啼哭，Apgar评分9—10—10分，出生体重3.14kg，胎盘、胎膜未见明显异常。患儿出生后3天皮肤开始出现黄染，逐渐加重，无恶心、呕吐，无发热、惊厥，无气促、发绀等。遂今来我院门诊复查，抽血查总胆红素227.6μmol/L。患儿自出生后反应尚可，吃奶可，纯母乳喂养，二便正常。

体格检查：T 36.5℃，R 45次/分，P 155次/分，体重3.14kg。神志清，发育正常，营养中等，全身皮肤中度黄染，前囟平、软，约2.0cm×2.0cm。颈软，气管居中，双侧锁骨触诊连续，胸廓对称，呼吸平顺，双肺呼吸音清，未闻及干、湿啰音。心率140次/分，心音有力，律齐，未闻及病理性杂音，腹软，肝脾不大，脐干燥整洁。四肢关节活动可，四肢肌张力正常，原始反射可引出。

结合案例请思考：

1. 该患儿出现了什么情况？

2. 目前存在的主要护理诊断有哪些？

3. 作为责任护士，应为患者采取哪些护理措施？

扫一扫 获取答案